Bebé a bordo

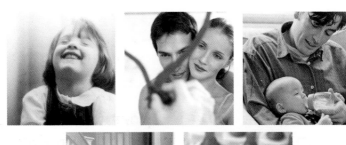

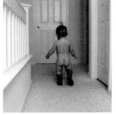
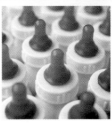

Bebé a bordo

Los mejores consejos para disfrutar del embarazo y ser feliz con tu bebé

Lynn Huggins-Cooper

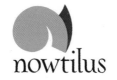

nowtilus

Colección: Ideas brillantes
www.52ideasbrillantes.com

Título: Bebé a bordo
Título original: Blooming Pregnancy
Autora: Lynn Huggins-Cooper
Traducción: Cira Fernández Sánchez para Grupo ROS

Edición original en lengua inglesa:
© The Infinite Ideas Company Limited, 2005
Edición española:
© 2009 Ediciones Nowtilus, S.L.
Doña Juana I de Castilla 44, 3º C, 28027 - Madrid

Editor: Santos Rodríguez
Responsable editorial: José Luis Torres Vitolas

Realización de cubiertas: Murray
Realización de interiores: Ediciones Gráficas Arial

Diseño colección: Baseline Arts Ltd, Oxford

ISBN: 978-84-9763-738-1
Fecha de edición: Junio 2009
Depósito legal: Z-1.987/2009

Impreso en España
Imprime: Línea 2015 S.L

Índice

Índice

Notas brillantes

Cada capítulo de este libro está diseñado para proporcionarte una idea que te sirva de inspiración y que sea a la vez fácil de leer y de poner en práctica.

En muchos de los capítulos encontrarás unas notas que te ayudarán a llegar al fondo de la cuestión:

- *Una buena idea...* Si esta idea te parece todo un revulsivo para tu vida, no hay tiempo que perder. Esta sección aborda una cuestión fundamental relacionada directamente con el tema de cada capítulo y te ayuda a profundizar en ella.

- *La frase.* Palabras de sabiduría de los maestros y maestras en la materia y también de algunos que no lo son tanto.

- *¿Cuál es tu duda?* Si te ha ido bien desde el principio, intenta esconder tu sorpresa. Si por el contrario no es así, este es un apartado de preguntas y respuestas que señala problemas comunes y cómo superarlos.

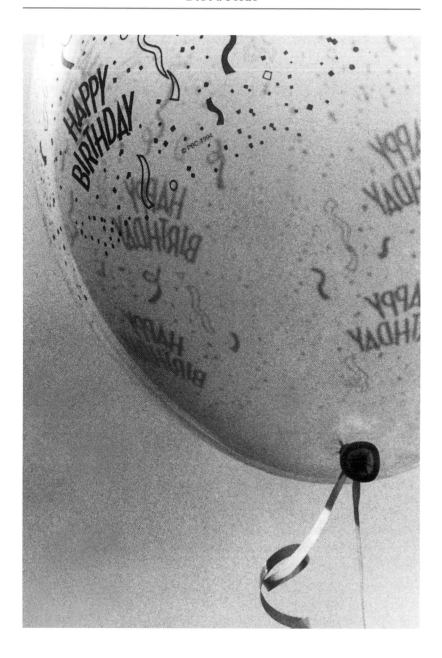

Introducción

¡Enhorabuena¡ Lo hayas buscado o no, el embarazo va a ser, sin duda, la experiencia de tu vida. Ya no importa el enorme esfuerzo que supuso para ti llegar a magnate de la industria o acabar el doctorado. En los próximos nueve meses vas a aprender más que en toda tu vida, así que ¡aprovéchalos!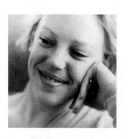

A partir del momento en que descubres que el resultado del test es positivo, el bombardeo de información y el «qué hacer y no hacer» empiezan a asaltarte de tal manera que al final te sientes perdida, desorientada. ¿A quién se puede recurrir en una sociedad moderna tan fragmentada, en la que las distancias suponen una barrera para muchos que viven lejos de sus familias? La estabilidad profesional de la mujer trabajadora sin hijos depende en gran medida de su grado de dedicación al trabajo. Y es precisamente en el lugar de trabajo donde hoy surgen la mayor parte de las amistades. No obstante, cuando te quedas embarazada, la perspectiva cambia. Esto no significa que el trabajo tenga que pasar a un segundo plano, sino que ahora hay muchas más cosas en las que pensar y por las que preocuparse. Puede que seas la primera de tus amigas en quedarse embarazada. Entonces, ¿a quién le vas a contar todo lo que supone tener una barriga como la tuya sin miedo a que esa persona acabe dormida encima de un plato de «sushi» (que, por cierto, ya no puedes probar en tu estado), empiece a bostezar mientras bebe una copa de vino (ídem de ídem), o decida marcharse rápidamente bajo el pretexto de un compromiso importante que le ha surgido y no puede esperar.

Cuando estás embarazada o, por el contrario, es tu pareja la que espera un niño, la preocupación parece crecer a medida que consultas periódicos y revistas sobre la materia, y lo que antes no parecía tener gran importancia, ahora te asusta enormemente. Estás tan sensibilizado/a ante esas historias de embarazos arriesgados o sin un final feliz (da igual que sean casos verídicos o un poco ficticios) que ya nada te parece seguro, ni siquiera el aire que respiras, la comida que comes, el agua que bebes o tus inseparables mascotas. El estrés causado por tantas preocupaciones es la queja más frecuente entre las embarazadas después de las nauseas matutinas. Puedes incluso llegar a avergonzarte de tus propias dudas y miedos y evitar consultarle a tu médico o a la matrona.

Los que velan por tu salud deben ser considerados una valiosa fuente de información y de guía, ya que sus conocimientos te ayudarán a comprender mejor los efectos físicos del embarazo; sin embargo, muchas otras preguntas quedarán sin respuesta y tus miedos parecerán, una vez más, infundados. Es probable que el ir de consulta en consulta con una avalancha de dudas haga que, muchas veces, te olvides de lo que querías preguntar.

Pues bien, es entonces cuando este libro puede serte útil. No lo ha escrito ninguna comadrona, ni siquiera un ginecólogo. Lo ha escrito una persona con hijos. Más concretamente, una madre que ha estado embarazada en cuatro ocasiones y que ha sentido los mismos miedos y ha llegado a tener las mismas dudas que tú: ¿estoy preparada para ser madre o no?; ¿qué me pongo, ropa cómoda de premamá o esas tallitas tan mini que gastan algunas estrellas del rock ahora convertidas en super-mamás?; ¿engordaré mucho?; con tantas estrías parece que llevo puesto un bañador de piel de tigre las 24 horas del día...; ya no me veo los pies...

Los consejos y trucos que aparecen en este libro son el resultado de años de experiencia (no solo la mía, sino también la de amigos, familiares y muchas mujeres que he ido conociendo a lo largo de mi vida profesional). Ese momento mágico que une a todas las mujeres y que también comparten las parejas de las que hacen gala de su barriguita incipiente no tiene precio. Estar embarazada te une al resto de mujeres que, como tú, esperan un hijo o ya los han tenido. Las embarazadas parecen formar un club clandestino. Se comunican a través de las sonrisas y miradas que intercambian por la calle o en el tren. Hablan y comparan hasta el último detalle de sus vidas íntimas (sí, sí, he dicho hasta el último detalle) y hacen nuevas amistades con una facilidad pasmosa. Gracias al embarazo se establecen lazos con personas que ni se te hubiera pasado por la imaginación conocer si no fuera por esa barriga con la que te identificas. Además, estos encuentros casuales estimulan el día a día y te ayudan a adquirir una mentalidad cada vez más abierta. En resumen, el embarazo es sin duda un elemento igualador ya que, gracias a él, las mujeres aprendemos a hablar con naturalidad de nuestros pechos, los gases y las hemorroides con casi desconocidos (¿o deberíamos decir «nuevas amistades»?).

Este libro pretende enseñarte a disfrutar con calma de tu embarazo. Los temas médicos que en él se tratan te serán de gran ayuda para estar bien informada y tomar las mejores decisiones. También te ayudará a comprender mejor algunos asuntos que no afectan directamente a la salud del bebé pero que pueden serte útiles y hacerte sentir bien en los momentos de duda o debilidad. El libro, además de abarcar cuestiones tan variadas como «qué hacer para disfrutar del sexo durante el embarazo» o «cuánto tiempo más podrás ponerte tus «Manolo Blahnik» sin torturarte», te será muy útil a la hora de tomar decisiones por ti misma. El objetivo principal no es otro que dotarte de la energía necesaria para que, en un momento como el del embarazo, no te sientas un mero «recipiente para bebés». ¿No querrás estropear la experiencia más rotundamente feliz de tu vida con preocupaciones innecesarias y dudas sobre qué hacer y no hacer? Pues ponte cómoda, abre el libro y ¡prepárate para la diversión! (¡ah!, además puede que le saques el máximo partido a estar embarazada...).

Kate Cook

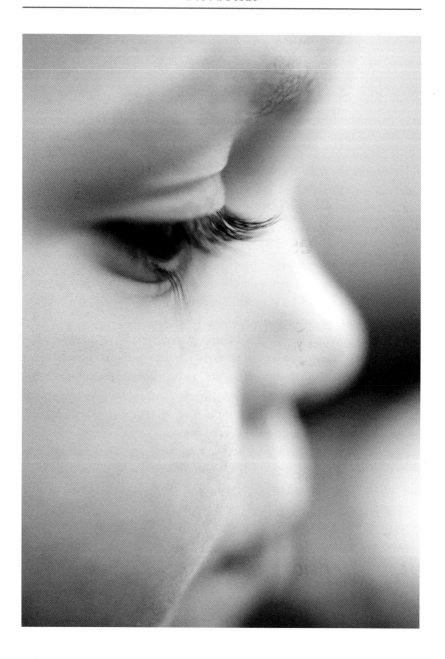

1

Una nueva generación está en camino

Estás embarazada. ¿Qué cambios esperas a corto plazo? No lo dudes y, como bien dice el refrán, «más vale prevenir...».

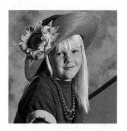

Puede que aún estés disfrutando en secreto de tu tercera falta, pero quizás ya va siendo hora de difundir la noticia o de gritar desde el tejado: «¡estoy embarazada!».

Si aún no te has recuperado del susto que supone dar paso a otra generación o si, por el contrario, todavía te estás relamiendo de gusto por la buena noticia, es probable que las típicas molestias del embarazo desluzcan ese gran acontecimiento. No obstante, hay maneras de hacerte la vida más fácil.

¿CANSADA FÍSICA Y EMOCIONALMENTE?

Nada más quedarte embarazada, tu cuerpo empieza a trabajar a toda marcha (no es de extrañar que estés cansada y demasiado sensible). Además de crear la placenta, motor principal durante el embarazo y sustento básico para tu bebé, el cuerpo tiene que rendir como de costumbre y soportar un día normal de trabajo, reuniones, comidas apresuradas o a un jefe pelmazo.

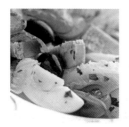

La sensación de letargo está más que justificada, así que no hagas nada para combatirla. No durará mucho tiempo, solo hasta que el cuerpo se adapte y se haya terminado de formar la placenta. Aproximadamente a los seis meses de embarazo empezarás a sentirte con más energía. Sin embargo, hay que tomarse el día con mucha calma y descansar todo lo posible. No te preocupes por el desorden en casa y haz lo mínimo en este aspecto (mejor aún, deja que lo haga otro en tu lugar). Las pelusas hablarán por sí solas...

¿GANAS LOCAS DE HACER PIS?

Probablemente, de un tiempo a esta parte tu interés por los cuartos de baño ha ido en aumento. Las frecuentes ganas de orinar de los primeros meses pueden llegar a convertirse en algo muy molesto. Se podría trazar en un mapa la ruta del camino a casa o de un día de compras por los servicios en los que has entrado. El aumento de fluidos que se produce durante el embarazo provoca una mayor actividad en los riñones, que empiezan a trabajar con eficiencia para eliminar los desechos que tu cuerpo genera en ese estado.

A medida que el embarazo progresa, notarás una mayor presión en el útero y, por consiguiente, más ganas de lo normal de hacer pis. Para evitar el riesgo de infecciones en la orina asegúrate de inclinarte un poco hacia delante cada vez que termines para que la vejiga se vacíe por completo. No te dejes llevar por la tentación de beber menos para evitar ir tanto al servicio. Necesitas eliminar líquidos, de modo que asegúrate de beber entre seis y ocho vasos de agua al día. Tu orina debería ser normal, es

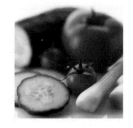

decir, su color puede variar desde casi incolora hasta amarilla pálida. Muy fácil: si es oscura, es porque no bebes lo suficiente.

NÁUSEAS MATUTINAS

Quizás, para muchas mujeres, sean el peor síntoma que experimentan en la fase temprana del embarazo. Sin embargo, solo en unos pocos casos pueden llegar a prolongarse más de la cuenta. La «hiperemesis gravídica» es un trastorno que afecta a uno de cada doscientos embarazos. El vómito persistente, típico de primeros embarazos y, a veces, indicador de embarazos múltiples (gemelos o más), puede llegar a debilitarte hasta tal punto que tengas que ser hospitalizada temporalmente para estabilizarte y evitar así la deshidratación y la malnutrición. Si crees que estás vomitando demasiado, consulta a tu médico.

Decir «matutinas» no sería del todo correcto puesto que las náuseas pueden aparecer en cualquier momento del día. Probablemente, el hecho de que la mayoría de las mujeres las padezcan por la mañana se deba a que en ese momento tienen el estómago vacío. En definitiva, cuando sientas náuseas, prueba y equivócate hasta que sepas qué alimentos te sientan mejor.

La frase

«Cuando por fin decides concebir, en realidad estás tejiendo una red que te atrapará y de la que nunca podrás salir».

DON HEROLD (humorista, USA)

COME POCO PERO CON REGULARIDAD

Intenta comer en pequeñas cantidades unas cinco o seis veces al día, tomando también algo entre comida y comida. El estómago vacío puede producir mareo y ganas de vomitar, además de la pérdida total de energía.

COME ANTES DE LEVANTARTE

Procura tener siempre en la mesilla de noche un paquete de galletitas saladas. Te pueden resultar muy útiles. Al levantarme por la mañana, yo solía tomarlas con una taza de té que mi marido, amablemente, había preparado y la verdad es que eso era suficiente para ponerme en marcha. No vayas siempre con prisa al levantarte o, de lo contrario, la sensación de mareo será aún mayor.

COCINAR O NO COCINAR: ESA ES LA CUESTIÓN

A veces el olor a comida puede provocar náuseas. En ese caso, ha llegado la hora de que tu marido tome las riendas de la cocina y se convierta en el nuevo chef de la casa. Por tu parte, si tienes un mal día, siempre están los socorridos sandwiches, los cereales o el yogur. Evita las comidas pesadas y los fritos, ya que son más difíciles de digerir. Las comidas blandas como el puré de patatas y el pan o las galletitas saladas bajas en calorías pueden ser un remedio para los momentos de especial mareo.

¿Cuál es tu duda?

P En el desayuno nunca tengo apetito y de camino al trabajo siempre me entran ganas de vomitar. ¿Qué puedo hacer?

R *Lleva algo para comértelo por el camino o en el trabajo, como prefieras. Las galletas saladas o las normales vienen en paquetes pequeños que, junto con una botella de agua mineral, pueden llevarse cómodamente en el bolso. No olvides que hay que estar siempre hidratada. Las manzanas verdes también son estupendas para asentar el estómago. ¿Por qué no pruebas?*

P En este momento, no tolero nada sólido pero siento hambre y ganas de vomitar al mismo tiempo. ¿Por qué será?

R *Si no toleras lo sólido, prueba a tomar zumos, caldos o postres de yogur con frutas. Son comidas ligeras que os ayudarán a ti y a tu bebé a recuperar las energías. Procura comer siempre que puedas y recuerda: ese malestar es solo pasajero.*

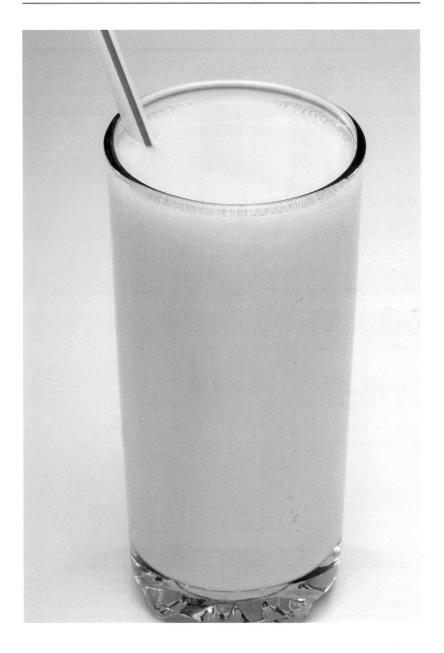

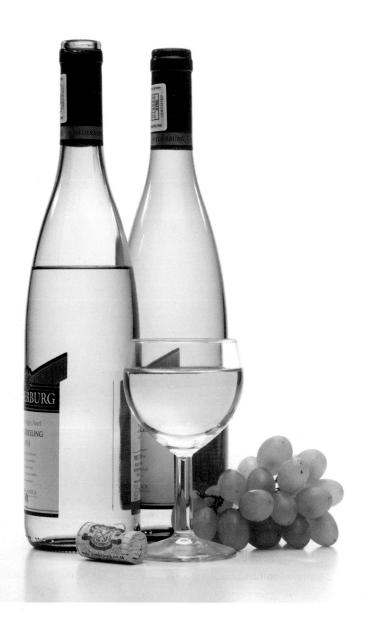

2

Una decisión arriesgada

¿Arriesgada hasta qué punto? Analicemos desde todas las perspectivas posibles los riesgos del embarazo.

A menudo en los medios de comunicación el embarazo se presenta como un fenómeno complejo, lleno de riesgos y al que se le atribuyen una lista interminable de inconvenientes. Sin embargo, aunque es fundamental evitar riesgos, tampoco hay que obsesionarse.

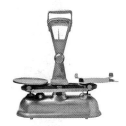

ALCOHOL

El alcohol afecta negativamente al feto. Así que, nos guste o no, durante el embarazo hay que rendirse ante la botella de plástico (la de agua mineral, claro está). En vez de refunfuñar, ¿por qué no intentas tomarte los próximos nueves meses como un plan de desintoxicación en un balneario de lujo?

No hace falta ser experto en obstetricia para saber que beber alcohol en exceso es malo para el bebé (y, por supuesto, para ti). Pero te preguntarás si hay una cantidad mínima de alcohol que se pueda ingerir durante el embarazo y que no sea del todo perjudicial para tu salud ni la del niño. Pues bien, aún no se ha establecido ningún nivel de seguridad con la ingestión de alcohol durante el embarazo. Para que te hagas una idea, cada vez que consumes alcohol, este penetra en la sangre del feto con la misma concentración que en la tuya. De manera que al bebé le costaría el doble eliminarlo de su cuerpo. Al síndrome de alcoholismo fetal o SAF se la ha llegado a llamar «la resaca más larga». Los niños de madres bebedoras nacen con una serie de anomalías tales como malformaciones en la cabeza y extremidades, defectos cardíacos o disfunción del sistema nervioso central. El síndrome puede ser inducido por una ingesta aproximada de cinco a seis unidades de alcohol al día (una unidad equivale a una copa de vino o a un vaso de cerveza). No obstante, en líneas generales, una mujer embarazada que consuma cualquier cantidad de alcohol, por pequeña que sea, pone en peligro la salud de su bebé. El aborto, el bajo peso, los problemas de desarrollo y los trastornos de conducta son algunos de los riesgos que corren las madres que ingieren alcohol durante la gestación.

Una buena idea...

Cuando sientas unas ganas irresistibles de fumar, coge alguna prenda que hayas comprado para el bebé y recréate mirándola. No querrás que huela a humo, ni que parezca que tu peque se ha ido de marcha la noche anterior. De modo que concéntrate en la prenda, piensa en tu bebé y verás como te sentirás fuerte para resistir la llamada de la nicotina.

Son malas noticias, sin duda, para la mayoría, al menos para aquellos a quienes les gusta saborear un buen vino al final de la jornada. Así que si normalmente bebes para relajarte, va siendo hora de cambiar de hábitos.

Un baño relajante puede ser una buena alternativa. Enciende unas velas, pon una música tranquila y unas sales de baño en el agua, no demasiado caliente. Si puedes, cuenta con la ayuda de tu pareja. Pídele que te enjabone la espalda, los hombros y el cuello. Después, un buen masaje, además de relajaros, os ayudará a recordar ese momento mágico en que decidisteis concebir un niño...

TABACO

Los bebés de madres fumadoras son más propensos a presentar bajo peso al nacer y a desarrollar enfermedades como el asma y otras infecciones respiratorias. También corren el riesgo de padecer el síndrome de muerte súbita del lactante (SMSL), familiarmente conocido como «muerte en la cuna». El monóxido de carbono que se desprende con el humo intoxica al bebé y reduce el oxígeno que este recibe a través de la placenta. Si fumas durante el embarazo, tendrás menos probabilidades de llegar a abuela, no lo olvides. Según un estudio llevado a cabo en la Universidad de Dinamarca, los niños que han estado expuestos al humo del tabaco durante la gestación presentan, al hacerse adultos, una cantidad de esperma un 25 por ciento más baja que la media.

Intenta analizar por qué fumas y en qué tipo de situaciones. Ve a sitios donde fumar esté prohibido, como el cine, una galería de arte o una cafetería en la que solo se permita la entrada a no fumadores. Recuerda que ser fumadora pasiva tampoco te hace ningún bien. Si tu compañero también fuma, es un buen momento para que lo deje. Al bebé le gustará saber que tiene unos papás muy sanos ¡y que, además, huelen a limpio!

Si procuras tener siempre las manos ocupadas será menos probable que enciendas un pitillo por aburrimiento. Empieza a escribir un diario sobre el embarazo. En él podrás recoger todas tus impresiones. O, si lo prefieres, puedes empezar a tejer una mantita para el niño. El futuro suele ser una obsesión común entre los que van a ser padres, de manera que crear algo para la generación venidera no es mala idea.

Finalmente, las palomitas o los polos pueden ser un buen sustituto del cigarro en los momentos de más ansiedad.

GATOS

Se sabe que los excrementos del gato son una de las causas de la toxoplasmosis. Pero, antes de tirar el gato al agua, hay que estar bien informado.

La toxoplasmosis es una infección grave que puede ocasionar el aborto y determinadas anomalías en los recién nacidos. Los gatos, y, más concretamente, sus excrementos, son el huésped final del parásito de la toxoplasmosis. Así que toma precauciones. El embarazo no es el momento ideal para tener un gatito en casa (tienes demasiadas cosas en las que pensar como para soportar que ese animalito peludo y algo nervioso destroce tus cortinas o se haga pipí en la alfombra de cachemir). Si ya tienes gato, ¡el estar embarazada es la excusa perfecta para no tener que limpiar la dichosa bandejita! Pero si el chantaje emocional no surte efecto, entonces asegúrate de utilizar guantes desechables cada vez que te toque limpiarla. Es muy probable que ya hayas estado expuesta al parásito en más de una ocasión y que hayas desarrollado inmunidad ante el mismo. Aún así, ponte los guantes y evita riesgos innecesarios. Quizás es el gatito de tu vecino el que va a tu jardín a dejar sus cositas, como si de una gran bandeja al aire libre se tratara. En ese caso, utiliza también los guantes cada vez que trabajes con tus plantas. Por esta misma razón, debes asegurarte de lavar bien toda la fruta y verdura que proceda de tu jardín.

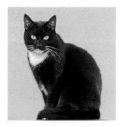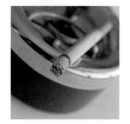

¿Cuál es tu duda?

P   Antes de saber que estaba embarazada, salí de copas una noche y creo que me pasé. ¿Habrá eso perjudicado al bebé?

R   *Es algo muy normal. De hecho, muchísimas madres que en alguna ocasión hicieron como tú han dado a luz a niños completamente sanos. Trata de no preocuparte y, ahora que eres consciente de tu estado, intenta llevar una vida sana y evita situaciones que puedan poner en peligro la salud de tu niño.*

P   Todavía no tengo muy claro qué es lo que se debe comer y lo que no durante el embarazo. Por ejemplo, ¿el queso griego, como el 'feta', es aconsejable?

R   *Normalmente, los médicos recomiendan a las embarazadas evitar el consumo de quesos blandos no pasteurizados (por ejemplo, feta, brie, camembert, queso de cabra) y de fiambres o carnes frías, ya que pueden contener una bacteria llamada «listeria». Se sabe que la listeriosis es causa común de aborto espontáneo, bebés prematuros y partos de mortinatos o bebés que mueren al poco tiempo de nacer.*

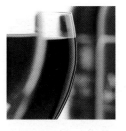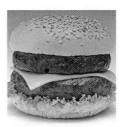

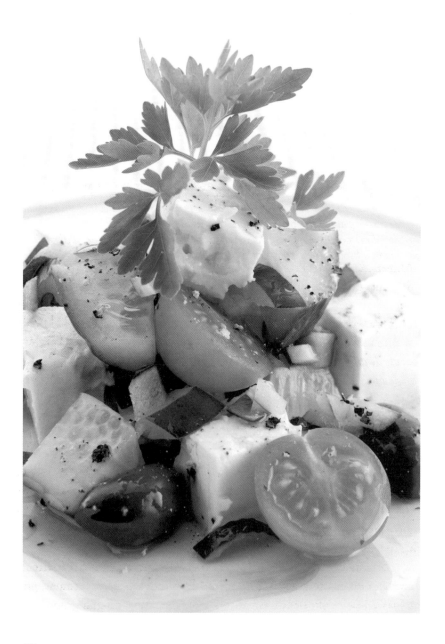

3

Tu bebé es lo que importa

Alimentación y dieta durante el embarazo. ¿Se puede comer de todo?

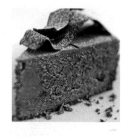

El dicho «eres lo que comes» adquiere más sentido que nunca al hablar del embarazo. Debes ser consciente de que estás creando una nueva vida y, por tanto, lo que comas repercutirá inevitablemente en la salud de tu bebé. Pero, ¿significa esto que tengas que privarte de todo lo que te gusta?

Sencillamente, la respuesta es «no». Es importante llevar una alimentación sana y equilibrada durante el embarazo, lo cual no quiere decir que tengas que sacrificarlo todo. De hecho, el tener buenos hábitos alimenticios desde un principio, incluso antes del embarazo, evitaría un cambio drástico en tu dieta justo en este momento tan decisivo en cuanto a tu propia salud y a la de tu bebé se refiere.

Asegúrate de seguir una dieta variada, consumiendo alimentos pertenecientes a los cuatro grandes grupos, esto es, cereales, frutas y verduras, proteínas y lácteos (lo siento, el chocolate no constituye ningún grupo en la pirámide de los alimentos básicos). Comer saludablemente mejorará sin duda el desarrollo tanto físico como intelectual del futuro bebé.

Una buena idea...

Si crees que tienes problemas con la alimentación, compra una libreta e intenta empezar un diario sobre tu dieta actual. Te ayudará a hacer balance de lo que comes y a comprobar que estás consumiendo los productos más adecuados para ti en un momento tan importante como este.

¡DADME PROTEÍNAS!

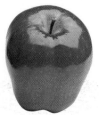

Una mujer embarazada debe ingerir entre 75 y 80 gramos de proteínas al día. Los quesos curados constituyen una de las fuentes más significativas de proteínas, junto con las carnes poco grasas o magras, el pescado cocido, las legumbres, la leche de vaca, las semillas de soja y los huevos.

La proteína es el principal componente de cada una de las células vivas de tu organismo (y del de tu bebé). Son necesarias para la formación de los músculos, los tendones, los ligamentos, los huesos, la piel y el pelo.

No obstante, hay que evitar el queso azul, los quesos blandos tipo brie y el queso fresco de oveja o de cabra, por tratarse de fuentes comunes de listeria, bacteria que contienen determinados alimentos y que, como ya comentamos en el capítulo anterior, afecta gravemente a las embarazadas.

Y MÁS CALCIO...

El calcio es vital para el desarrollo de músculos y nervios, la coagulación de la sangre y la actividad enzimática. También interviene en la formación y crecimiento de dientes y huesos sanos (y tú, más que nadie, debes tenerlo en cuenta para prevenir la osteoporosis). Una mujer adulta necesita alrededor de 1.000 miligramos de calcio al día, mientras que una embarazada precisa una cantidad algo mayor. La leche semidesnatada o desnatada constituye una de las principales fuentes de calcio (un vaso de leche aporta unos 300 miligramos de calcio). Otros productos ricos en calcio son el requesón, el yogur, las sardinas en conserva, el salmón, las acelgas, la col rizada, las tortas de maíz o el «tofu». Y no hay que olvidarse de la melaza. Por cierto, esta se convirtió en uno de los antojos más raros que yo, personalmente, haya tenido nunca. Durante mi segundo embarazo, solía poner dos cucharadas enormes de melaza en un vaso de leche caliente, cosa que ahora sería incapaz de hacer. De hecho, ahora no soporto la leche caliente (¡pero al bebé le encantaba!).

CARBOHIDRATOS EN ABUNDANCIA

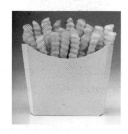

Los carbohidratos complejos (familiarmente conocidos como «alimentos ricos en almidón») mejoran el rendimiento físico puesto que constituyen una importante reserva de energía para el organismo, ayudando así a combatir la fatiga durante el embarazo. También sirven para prevenir el estreñimiento (¡tu intestino te lo agradecerá!).

Los productos ricos en fibra como el pan integral, los cereales, la pasta y el arroz son una buena elección. Otras fuentes importantes de carbohidratos son las judías, los garbanzos, la fruta fresca y las verduras. Intenta obtener carbohidratos en la forma más natural posible, evitando los productos refinados. Esto no significa que tengas que estar todo el día mascando barritas integrales que saben a madera, no. Puedes sustituirlas por rebanadas de pan integral tostado con semillas y un poco de mantequilla, que son mucho más apetitosas.

VITAMINAS ESENCIALES

Otros nutrientes esenciales que aportan los alimentos y que durante el embarazo deberías ingerir en abundancia son la vitamina D, el hierro, la vitamina B12, el zinc y el ácido fólico. El aporte de vitamina B12 para una embarazada ha de ser mayor que para la media, debido a la importante función que esta vitamina desempeña en la formación de tejidos y ADN (¡y recuerda, una vez más, que ahora sois dos bocas que alimentar!). La cantidad diaria recomendada de vitamina B12 durante el embarazo es de 2,2 microgramos. Una cucharada pequeña de levadura en polvo aporta exactamente 2,2 microgramos de vitamina B12. Puedes diluirla en un vaso de zumo de naranja, si así lo prefieres. Yo lo probé durante mi primer embarazo y, aunque me lo bebiera de un trago, siempre me entraban ganas de vomitar. Por suerte, existe una fuente alternativa de vitamina B12 que son los cereales enriquecidos. La carne, los lácteos y los huevos también aportan gran cantidad de esta vitamina. No obstante, para los vegetarianos, productos que contienen soja fermentada, como el tempeh, el miso, el shoyu, el tamari y las algas, constituyen la mejor opción.

Las frutas y verduras como las naranjas, las fresas, las frambuesas, los tomates, los pimientos o la col son una de las principales fuentes de vitamina C.

Debes consumir productos ricos en hierro, sobre todo por el bebé (el hierro es fundamental para el buen desarrollo de su flujo sanguíneo). Algunos alimentos con un alto contenido en hierro son el anacardo, los pistachos, la algarroba, el magro de ternera, las legumbres, el perejil fresco y los cereales integrales. El zumo de naranja, muy rico en vitamina C, te ayudará a absorber mejor el aporte de hierro en tu dieta.

LO MEJOR DE LAS GRASAS

El cerebro del bebé necesita ácidos grasos como el que contienen determinados pescados para un desarrollo óptimo. Tu madre tenía razón al decirte que «el pescado es el mejor alimento para el cerebro». Otras fuentes importantes de ácidos grasos son las nueces, los cereales integrales, las verduras de hojas verdes como las acelgas y las espinacas, o el aceite de colza.

¿Cuál es tu duda?

P Normalmente bebo bastante agua para mantener mi piel hidratada. ¿Debería beber todavía más ahora que estoy embarazada?

R *Durante el embarazo se produce una mayor concentración de fluidos en el cuerpo; esto quiere decir que hay que consumir más líquidos. Prueba a beber entre 6 y 8 vasos grandes de agua al día (si hace calor, intenta beber más). Una buena hidratación no solo mejora la piel sino que también ayuda a prevenir el estreñimiento, la retención de líquidos o las infecciones del tracto urinario.*

P Tengo especial antojo por las cosas saladas, especialmente por las bolsas de patatas fritas. ¿Es malo para el bebé o para mi?

R *Abusar de la sal durante el embarazo aumenta la presión sanguínea, lo cual puede ser perjudicial para tu salud y la de tu bebé. Prueba a sustituir esos aperitivos tan salados por verduras crudas o queso.*

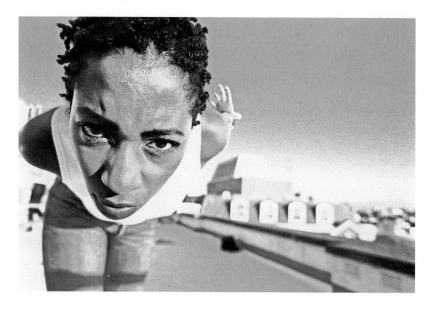

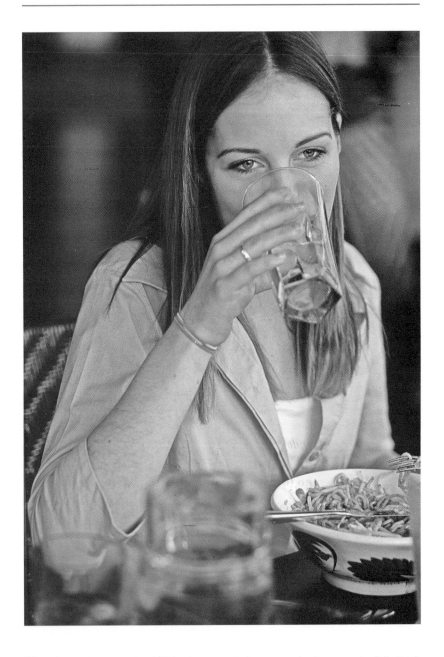

4

Mamás malhumoradas

Qué hacer para evitar la ansiedad y los cambios de humor durante el embarazo.

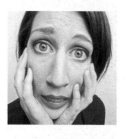

Lo de la embarazada perfecta, siempre tan radiante, no es un tópico: existen; pero, ¿realmente has visto a alguna? Durante el embarazo, es normal sentirse irritable e hipersensible, como si sufrieras el síndrome premenstrual (SPM). Si te identificas con una amapola que, en vez de florecer, está a punto de marchitarse, o si estás agobiada por las frecuentes discusiones con tu pareja, este capítulo va dedicado a ti.

Después del gran susto (o de la gran noticia, según se mire), puede que te sientas como una cocacola que lleva más de una semana en la nevera; en una palabra, «disipada». Es relativamente normal. El cansancio y los mareos constantes te afectan y no es raro sufrir cambios de humor repentinos o que, a veces, te comportes de una manera tan irracional que casi no te reconozcas. Esto es debido a la explosión hormonal que tiene lugar durante el primer trimestre del embarazo; pero, en gran parte, se debe también a que estás tratando de hacerte a la idea de que pronto vas a ser madre.

Una buena idea...

Atención futuros papás: recordadle a vuestra preciosa mujercita lo especial que es y repetidle hasta la saciedad lo mucho que la queréis (o lo que se os ocurra...). Puede que, de un tiempo a esta parte, no esté comportándose como un angelito, pero no se lo toméis a mal: a veces no puede evitarlo. Quizás esos repentinos cambios de humor os resulten familiares (¿la temida regla, tal vez?). En cualquier caso, no durarán de por vida y, tras el parto, todo volverá a ser como antes. Bueno, digamos que será diferente, pero normal, no os asustéis.

No obstante, en el cuarto mes, aproximadamente, verás cómo los niveles hormonales se estabilizan y la irritabilidad va desapareciendo paulatinamente. Pero hay que estar preparada para los momentos bajos pues, inevitablemente, siempre los hay. Esto afecta especialmente a mujeres muy independientes, a las que les gusta tener la casa y el trabajo bajo control. En ese caso, debes saber que ahora no es precisamente el mejor momento para demostrarte que puedes con todo. Por lo tanto, si te sientes depresiva con frecuencia o demasiado inestable, no lo dudes y pide ayuda.

■ Las clínicas de atención prenatal pueden ser una solución. Además de la atención que recibirás por parte del personal médico, encontrarás que las demás pacientes también te sirven de apoyo. El embarazo ayuda a crear vínculos estrechos entre mujeres deseosas de compartir sus sentimientos y miedos con otras que, cómo ellas, han decidido dar ese paso. De hecho, es probable que surjan amistades duraderas de tu experiencia preparto, por extraño que te pueda parecer.

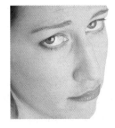

■ Cuéntale a tu pareja todo lo que te preocupa. Si tienes miedo de no ser capaz de compaginar el trabajo y el bebé, proponle repartiros los cuidados del niño. Si tienes amigas con hijos pequeños, pregúntales qué hacen para atender la familia y el trabajo a la vez. Abrirte y hablar de tus preocupaciones te ayudará a sentirte más optimista y a darte cuenta de que todo tiene solución.

¿QUÉ PASA CON PAPÁ?

Los futuros papás también pueden llegar a sentirse desbordados. Puede que tu rol de padre te preocupe. Generalizando, los hombres nunca han estado tan acostumbrados como las mujeres a compartir sus miedos y experiencias personales con los de su mismo sexo. Y, quizás, con esto que estoy diciendo, lo único que hago es desconcertarte aún más a ti, que vas a ser papá muy pronto. Piensa en la persona con la que normalmente te desahogas y hablas de tus problemas. Es normal que la primera que se te venga a la cabeza sea ella, tu pareja, pero debes comprender que ahora no es un buen momento para cargarla con más preocupaciones de las que ya tiene. Lo ideal sería hablar con alguien de confianza y que, además, fuese padre. Podría ser el tuyo propio, pero su mentalidad probablemente es muy distinta a la tuya y él, según los cánones de la época, se habrá involucrado mucho menos de lo que tú piensas involucrarte en la difícil tarea de educar a unos hijos. Prueba entonces a hablar con algún amigo que tenga hijos pequeños. Seguramente os preocupen las mismas cosas y sus experiencias te sirvan de ejemplo para desempeñar mejor tu futuro rol de padre. Pero no te equivoques a la hora de elegir a ese confidente, pues hay muchos que se hacen llamar «amigos» y que, en el fondo, lo único que quieren es partirse de risa al ver la cara que pones cuando escuches lo típico de «se te acabó la buena vida», «en la cama ya no será como antes», o «despídete de tu vida social, muchacho» (muy gracioso...).

Si aún así te sientes incapaz de hablar con nadie de tus miedos y agobios, intenta analizarlos tú mismo uno a uno, igual que haces cuando se trata del trabajo. Simplificar al máximo los problemas que se avecinan te ayudará a encontrar más soluciones y a sentirte más seguro de ti mismo.

Puede que te preocupe más la economía ahora que vas a ser padre. En ese caso, trata de elaborar una lista de cosas que puedes hacer para remontar cualquier dificultad económica que pueda surgir. ¿Y qué me dices de la ropita para el bebé? El pequeño no entenderá de moda (de hecho, no sabrá distinguir un bolso de Prada de una mochila del Carrefour), así que, cuando compres, busca siempre las mejores ofertas. Los accesorios para bebé de segunda mano son una buena opción para los que no quieren tirar la casa por la ventana. Además de ahorrarte mucho dinero, te darás cuenta de que, por ejemplo, la típica cuna con puntillas y encajes (esa que se usa por tan poco tiempo) está prácticamente nueva.

¿Cuál es tu duda?

P No puedo creer lo desagradable que llego a ser a veces con mi marido. Sé que no está bien, pero no puedo evitarlo. ¿Cómo podría conseguir que las cosas fuesen mejor entre nosotros?

R *Puede que no seas capaz de controlar tus cambios de humor, pero lo que sí puedes hacer es recordarle a tu pareja lo mucho que lo quieres a pesar de esos momentos desagradables. En general, durante el embarazo, es la mamá, y más concretamente, su bienestar anímico, la que acapara la atención de los demás. Pero los futuros papás también requieren atención y mimos. Demuéstrale que esos brotes de malhumor no son más que devaneos hormonales y dile que lo quieres a rabiar.*

P Creí que, después del parto, mi mujer dejaría de estar tan rara e inestable anímicamente, pero la niña nació hace ya dos semanas y ella sigue igual de irritable. ¿Cuándo se le pasará?

R *En primer lugar, puede que las hormonas de tu mujer aún no hayan vuelto a la normalidad. Todavía es pronto para eso. Quizás, los cambios de humor se deban tan solo a una cosa: el agotamiento. El esfuerzo tanto físico como emocional que supone dar a luz y las exigencias del propio bebé suelen desequilibrar el estado anímico de la madre. Por ello, asegúrate de que está descansando lo suficiente y, de paso, mímala un poco. Si aún así tu mujer sigue estando deprimida, quizás deberías consultárselo al médico. Es probable que sufra una depresión posparto y necesite la ayuda de especialistas.*

5

Mueve tus caderas

Sexo y embarazo. ¿Diversión o abstinencia?

Antiguamente, el sexo era un tema tabú en el embarazo. Simplemente, no había sexo mientras se esperaba a la cigüeña. ¿Por qué? Por el mero hecho de que la mujer «estaba encinta».

Pues se equivocaban. El sexo no solo se practica para tener hijos (excepto mis padres, claro está, que lo hicieron únicamente en tres ocasiones: una para tenerme a mi, otra para tener a mi hermano y la tercera y última para tener a mi hermana), de manera que, durante el embarazo, puede haber sexo. Es más, tiene que haberlo. Con el sexo expresamos nuestro amor y cimentamos nuestra relación de pareja. Pero, no solo eso, ¡también hay lugar para la seducción y el placer!

A muchos hombres les desconcierta la idea de tener relaciones sexuales durante el embarazo. Pues respirad tranquilos, chicos. Por muy bien dotados que estéis, el pequeñín está muy bien protegido y no va a pasarle nada por un poco de acción. Una bolsa de líquido amniótico lo envuelve y amortigua y esta bolsa está totalmente aislada gracias a un tapón gelatinoso que mantiene el cuello uterino completamente cerrado.

No obstante, la penetración traumática (es decir, profunda) no es recomendable, ya que el cuello uterino está más sensible debido a las venas adicionales que se han desarrollado para que llegue una mayor cantidad de sangre al útero. Así que ya sabes, dile a tu pareja que nada de «profundidades» en los próximos meses. Si, además, te pones tan gorda como yo me puse en todos mis embarazos, se te quitarán las ganas de malabarismos de alcoba; en vez de una venus ardiente, te sentirás Obélix aplastando al perrito Idéfix (seamos realistas...).

Una buena idea...

¿Os acordáis de la canción «masaje en la botella», de Police? ¿O era «mensaje en la botella»? Es igual. Durante el embarazo, el masaje es una alternativa excelente para la excitación sexual. A medida que tu barriga va adquiriendo proporciones descomunales, te darás cuenta de que hay muchas otras fórmulas, además de la penetración, para disfrutar del sexo. Por ejemplo, un masaje con aceites aromáticos, siempre que estos sean aptos para el uso durante el embarazo, puede llegar a convertirse en un juego erótico muuuy placentero...

Y ahora, prestad mucha atención, chicos. Aunque los mareos y otras molestias típicas de los primeros meses de embarazo puedan hacer que el sexo pase a un segundo plano o llegue a ser, simplemente, inexistente, quizás es porque aún no os habéis dado cuenta de que enfrente tenéis a ¡una bomba sexual en potencia! Chicas: con esa voluptuosidad y esas redondeces tan hermosas, ¡incluso podrías ser la venus de Willendorf! Así que estad preparadas para la adoración que una diosa merece.

Los cambios hormonales provocados por el embarazo conducen a una serie de cambios físicos que contribuyen a un mayor disfrute en el coito. La abundante afluencia de sangre hacia la zona de los genitales permite que la vulva se ensanche más de lo habitual y que, como resultado, la sensación de placer sea más intensa. Ese mismo ensanchamiento tiene lugar durante la excitación, momento en que nuestro cuerpo está listo para la penetración. Otra buena noticia es que las embarazadas producen una mayor cantidad de flujo vaginal. Aunque a algunos les parezca lo contrario, esa jugosidad «extra» provoca un aumento de la libido (comúnmente, «deseo sexual»), que puede hacer que nos sintamos más receptivas de lo habitual. Así que, ya sabéis, chicos: ¡mucho ojo con la reinas del sexo!

El embarazo también acarrea importantes cambios psicológicos en la madre. Para empezar, ya no tendrás que preocuparte de tomar precauciones a la hora de mantener relaciones sexuales con tu pareja. Además, si habéis estado buscando el embarazo durante algún tiempo, o si has seguido algún tratamiento de fertilidad, verás cómo, gracias al embarazo, la ansiedad por conseguir ese bebé tan deseado (y que, a menudo, puede hacer del sexo algo mecánico y aburrido) desaparece. Así que, ¡luz verde al placer y a la diversión!

Algunos hombres llegan a sentirse enormemente atraídos por el cuerpo turgente y voluptuoso de su pareja. Ella, tan radiante y femenina; él, tan satisfecho por su gran hazaña.

A otros, sin embargo, les ocurre todo lo contrario. El miedo a dañar al bebé o incluso a la mujer, o la dificultad para compaginar la idea de la maternidad con el sexo pueden hacer que disminuya el deseo sexual en el hombre. En ese caso, hacer el amor os servirá a los dos para daros cuenta de que aún os deseáis y no solamente sois papá y mamá.

¿Cuál es tu duda?

P   Tengo miedo de hacerle daño a mi mujer o al bebé cuando hacemos el amor. Cuándo se debe evitar el sexo?

R   *No es malo practicar el sexo durante el embarazo. De hecho, es bastante seguro y hasta hay lugar para la diversión. No obstante, tu sentido común te dirá en qué ocasiones es mejor evitarlo. Si el caso de tu pareja coincide con alguno de los que se mencionan a continuación, consultadlo con el ginecólogo:*

■ *Si existen antecedentes de aborto, es recomendable evitar el acto sexual al menos durante los tres primeros meses de embarazo*

- *Si existen antecedentes de parto prematuro, o va a tener un parto múltiple, es recomendable evitar el acto sexual durante los últimos tres meses de embarazo*
- *Si le han diagnosticado placenta previa*
- *Si ha roto aguas, ya que puede desencadenar una infección*
- *Si sufre algún tipo de sangrado vaginal (en ese caso necesitaría atención médica urgente).*

P ¿Puede un orgasmo provocar el parto? Una amiga mía pensaba que estaba de parto pues ya había cumplido ¡y la matrona le dijo que volviera a casa y que siguiera practicando el sexo!

R *Es muy difícil que un orgasmo provoque el parto, a menos que el cuello uterino esté blando y dispuesto para ello. No obstante, sí puede provocar contracciones bastante fuertes que se asemejan a las del parto, pero que en realidad le sirven a tu útero de preparación para el momento de la verdad. La buena noticia es que el orgasmo es más intenso durante el embarazo. En mi caso, el abdomen se me endurecía y, después, se relajaba muy bruscamente, tanto que en alguna ocasión llegué a asustarme. En definitiva, el orgasmo solo ayudará a acelerar el proceso siempre y cuando el bebé esté verdaderamente listo para salir. Las prostaglandinas que contiene el semen se asemejan a algunos pesarios vaginales utilizados habitualmente para inducir al parto; así que, ¡a por ello!*

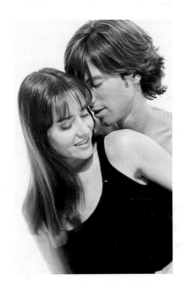

6

Mamás en forma

¿Existe algún riesgo al practicar ejercicio físico durante el embarazo? Para vuestra información, ser mamá también puede ser sinónimo de «estar en forma».

Puede que no seas exactamente una atleta pero, quizás, practicar un poco de ejercicio forme parte de tu día a día. Entonces, ¿por qué cambiar de hábitos durante el embarazo?

Seguir un programa de ejercicios te ayudará a mejorar la autoestima y a descubrir lo beneficiosa que puede ser la gimnasia para tu salud y la del bebé. El ejercicio moderado minimiza las molestias típicas del embarazo. Sirve para aliviar los dolores de espalda y fortalecer los músculos de la espalda y los gemelos. Además, al estimular el movimiento de los intestinos, reduce el riesgo de estreñimiento. En definitiva, el ejercicio estimula la segregación de drogas naturales presentes en nuestro organismo, como las endorfinas, aumentando así la sensación de bienestar.

Muchos estudios sugieren que el ejercicio físico ayuda a acortar el trabajo de parto (creedme, lo de «trabajo» se dice por algo...). Cualquier cosa que pueda hacer más corto ese momento y el de dar a luz, bienvenida sea. Lo sé por experiencia.

Algo que debes tener muy claro antes de empezar con el ejercicio físico es saber hasta dónde puedes llegar. Si antes ya practicabas alguna actividad con regularidad, podrás continuar con ella siempre y cuándo dicha actividad no esté contraindicada para embarazadas. De todos modos, debes saber que te costará mucho, como a la mayoría de las mujeres en tu estado, mantener el ritmo de antes.

Una buena idea...

Ve a una tienda conocida de lencería y haz que te tomen medidas. Tus pechos lo agradecerán. Durante el primer trimestre de embarazo es probable que aún te sirva tu antiguo sujetador deportivo. Sin embargo, más adelante, observarás cómo tus pechos aumentan a un ritmo trepidante (al menos, en mi caso). Por otro lado, si ya usabas una talla grande de sujetador, deberías ir a que te tomaran medidas y hacerte de uno especial para embarazadas cómodo y ligero. Para mayor sujeción, prueba un sujetador deportivo debajo del de maternidad. Te sentirás rara, pero funciona.

Parece ser que, durante el embarazo, la salud se convierte, más que nunca, en tema de interés. Lógico: estás creando una nueva vida. De manera que, si antes eras de esas que prefieren pasar la tarde libre sentada frente al televisor con un buen bocadillo y una cerveza, olvídate de empezar a practicar ahora un deporte duro, porque no es el momento más adecuado. Para las más sedentarias, también hay muchos tipos de ejercicio que se pueden realizar durante el embarazo, como caminar, nadar o las clases de gimnasia para embarazadas.

¿CÓMO EMPIEZO?

Antes de empezar ningún programa de ejercicios, habla con tu médico. En caso de padecer alguna enfermedad, si tienes antecedentes de aborto, o si se te ha diagnosticado un parto múltiple, únicamente podrás realizar ejercicios muy suaves y de forma moderada.

Es recomendable no empezar muy fuerte y estar atenta a los avisos del cuerpo. El cansancio, el pulso acelerado o los dolores en músculos y articulaciones son síntomas de un cuerpo agotado. Sal a pasear con alguna amiga (si podéis charlar mientras camináis, mucho mejor). No obstante, si notas que te falta el aliento, baja el ritmo. A veces, al realizar ejercicio físico, la temperatura corporal puede llegar a sobrepasar los 39 grados centígrados (102,6 °F), lo cual podría afectar al bebé, especialmente si estás en el primer trimestre de embarazo. Siempre que haga calor, es preferible realizar ejercicio en un local climatizado; si normalmente lo haces al aire libre, entonces espera a la tarde, cuando la hora de más calor ya ha pasado.

CAMBIOS FISIOLÓGICOS Y EJERCICIO FÍSICO

Durante el embarazo, la frecuencia respiratoria aumenta ya que el cuerpo está trabajando más duro para proporcionar suficiente oxígeno al bebé. Esto puede causar una sensación de falta de aliento y de menor resistencia física.

A medida que tu abdomen se ensancha, la parte baja de la espalda se curva hasta que el cuerpo adquiere la típica postura de embarazada. Esto, sumado a un aumento de tamaño de los senos, hace que tu centro de gravedad cambie y que, por consiguiente, tu sentido del equilibrio se vea alterado. Así que, ya sabes: mucho cuidado con las caídas.

El cuerpo de una embarazada libera una hormona llamada «relaxina», que ayuda a relajar los ligamentos pélvicos para facilitarle el paso al bebé. No obstante, gracias a esta hormona, otros ligamentos del cuerpo se relajan, aumentando así el riesgo de torceduras y tirones. Si no quieres que esto ocurra, debes calentar siempre a fondo y realizar ejercicios de enfriamiento para terminar.

Sorprendentemente, el volumen de sangre se incrementa en un 40% durante la gestación para que al bebé le lleguen los nutrientes y el oxígeno que necesita. Esto puede provocar en la embarazada una sensación brusca de mareo al levantarse muy rápido del asiento. Si sufres mareos frecuentes o te falta el aliento en repetidas ocasiones, consulta a tu médico. Puede que tengas anemia.

La frase

«Con o sin ejercicio, el oso siempre estará rechoncho y hermoso».

WINNIE THE POOH

¿Cuál es tu duda?

P Soy una auténtica fanática de los deportes y no me hago a la idea de pasarme los próximos nueve meses encerrada en casa sin hacer nada. Pero tampoco quiero correr ningún riesgo. ¿Hay algún deporte en especial que debería evitar?

R *La mayoría de los expertos están de acuerdo en que hay ciertos deportes y actividades que no deberían practicarse durante el embarazo. Olvídate de los deportes en los que haya que saltar, botar o cambiar de dirección bruscamente y evita siempre el esquí, la hípica o los deportes de contacto, ya que en ellos son frecuentes los golpes en el abdomen; en pocas palabras, utiliza tu sentido común. Los deportes en los que tienes que estar tumbada tampoco son nada aconsejables debido a que, en el segundo trimestre, el peso de tu barriga puede llegar a oprimir la vena cava, reduciendo así el flujo sanguíneo al bebé. Esto también puede producir sensación de mareo o incluso provocar el desmayo.*

P ¿Qué tipo de ejercicios son aconsejables, entonces?

R *La natación y la gimnasia acuática son muy recomendables ya que el agua te permite flotar. El yoga, la gimnasia para embarazadas y caminar también son buenas alternativas. Procura llevar siempre ropa y zapatos cómodos (y no olvides la botella de agua; ya sabes que hay que estar siempre bien hidratada).*

P Después de tener el bebé, ¿cuándo sería un buen momento para volver a mi régimen de ejercicios habitual?

R *Si ha sido un parto vaginal, puedes empezar a hacer deporte a las 4 ó 6 semanas; si ha sido una cesárea, a las 8 semanas, aproximadamente. De todos modos, si surgiera cualquier problema, no dudes en consultar a tu médico.*

7

Moda y embarazo: un matrimonio difícil

Lo que llevan las mamás más «in» y lo que, definitivamente, no se lleva.

La expresión «moda premamá», hasta hace muy poco, podía sonar a contradicción. En otras palabras, ir a la moda durante el embarazo parecía una misión imposible.

Cuando me quedé embarazada de mi primer hijo hace diecinueve años, yo era la típica estudiante que iba siempre con su propio uniforme: botas altas negras, pantalón pirata a rayas y un tres cuartos estilo «bombero» varias tallas más grande. Se suponía que con el embarazo tendría que haberme convertido en la esposa perfecta y madre hogareña chapada a la antigua, con su blusón de flores y cuellos a lo Peter Pan. Pero me negué, por supuesto.

Un año después, embarazada de mi segundo hijo, opté por los petos. Concretamente, tenía dos que, por entonces, me parecían muy «fashion». Sin embargo, ahora, cada vez que me veo en las fotos, pienso que me parecía más a la bailarina de Ally McBeal.

Diez años después llegaron mi tercer y cuarto hijo. Entonces me di cuenta de la revolución que se había estado fraguando de forma soterrada y, gracias a la cual, la ropa para embarazadas empezó a ser más «chic». Por desgracia, a mi ya se me había pasado la época de los «tops» y de lucir el tipo y, aunque ya no estuviese embarazada por aquel entonces, todavía me recreaba viendo a las cantantes y actrices famosas enseñando sus barriguitas voluptuosas. ¡Barrigas al poder!

Una buena idea...

Preferiblemente, compra prendas ligeras hechas de fibras naturales como el algodón, ya que sudarás más de lo habitual durante el embarazo. Por la misma razón, es recomendable llevar varias capas; de este modo, podrás ir quitándote ropa a medida que vas entrando en calor.

Durante los tres primeros meses es muy probable que dejes de ponerte ciertas prendas que antes utilizabas (a menos que seas una fanática de los 80 y la lycra o quieras parecerte a una de esas presentadoras de televisión tan «megamodernas»). Una buena opción son las mallas y las camisetas, o los pantalones y las faldas con cuerdas estilo campesina «hippy» (gracias a los cordones, estas prendas ensancharán contigo, te lo garantizo). No olvides echar un vistazo en las rebajas de moda premamá. Tu estado actual se prolongará por un par de temporadas, con lo cual, siempre puedes encontrar alguna ganga que te sirva desde el principio hasta el final del embarazo.

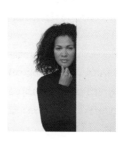

Otra posibilidad es comprar ropa muy similar a la que tienes solo que algunas tallas más grande. No obstante, date por avisada: la barriga no es lo único que crece. Mi problema en concreto era que ya no había camisa alguna que pudiera albergar unos pechos cuyas proporciones se acercaban peligrosamente a las de Pamela Anderson. Así que, ya sabes: no es solo la barriga lo que te impide verte los pies.

Curiosea en el armario de tu pareja. Sudaderas anchas, camisetas lisas... Llévate lo que pilles. De todos modos, no va a quejarse: ¿no decía que había que ahorrar? Recurre también a la familia y a los amigos. O quizás conozcas a mujeres que hayan sido madres recientemente y a las que no les importe en absoluto prestarte su ropa premamá hasta que la vuelvan a necesitar.

Si decides comprar ropa premamá, existen hoy muchas cadenas y marcas con una estupenda oferta de artículos. Pero no te engañes: la moda más «chic» para embarazadas no está al alcance de todos los bolsillos. Por eso es muy aconsejable comparar precios antes de comprar (busca artículos que puedas comprar por Internet y compara; si no te importa utilizar prendas de segunda mano en buen estado, en portales como eBay encontrarás una amplia gama de artículos de este tipo).

Merece la pena comprar ropa que te pueda servir durante el embarazo y la lactancia, siempre y cuando seas tú la que vaya a darle el pecho al niño. Hay sujetadores muy funcionales con solapas y cierres de fácil apertura, que te permitirán sacar el pecho discretamente cada vez que tengas que amamantar al bebé (y ya sabes que al niño puede entrarle hambre y empezar a berrear en cualquier momento y lugar). A mi, sinceramente, con esos agujeros y esas correas enormes, los sujetadores para lactancia me recuerdan más a una prenda de lencería sadomasoquista. En fin. Las camisetas y jerséis especiales para transportar al bebé son muy útiles, aunque a algunos les parezca que lleves un cangurito a la espalda. Mis bebés nunca fueron muy discretos que se diga. Cada vez que les daba el pecho, era todo un espectáculo: agitaban los bracitos y regurgitaban de satisfacción como viejos borrachines disfrutando en un festival de cerveza Guinness. Yo solo te estoy advirtiendo, nada más.

También merece la pena echarle un vistazo a la lencería para embarazadas (pero no solo para señalar con el dedo y partirte de risa...). Necesitarás al menos tres sujetadores que sean buenos y que sujeten lo suficiente. Compra siempre sujetadores funcionales y bien reforzados para que tus pechos se mantengan firmes y moldeados (¡al menos hasta que llegue el bebé y los estropee!). No utilices sujetadores con aros durante el embarazo (debido a la presión que ejercen, se les asocia a una afección conocida como «mastitis no infecciosa» y, además, pueden provocar la obstrucción de los conductos de leche). Si vas a amamantar al niño, necesitarás sujetadores de lactancia. Puedes encontrarlos en las tiendas especializadas en ropa para las mamás y en buenas tiendas de lencería.

También hay bragas especiales para embarazadas, desde suaves y enormes fajas hasta fabulosos tangas premamá que te permitirán lucir la barriguita. A mí, personalmente, cada vez que llevaba tanga, me parecía que tenía metido un poco de hilo dental en el «trasero»: se me metía, yo me tiraba... En fin. Era todo un espectáculo (hasta el gato se partía de risa). Cruel, ¿verdad? Pues con el tiempo descubrí que la parte de abajo de un bikini de algodón varias tallas más grande de lo habitual me podía servir de bragas hasta que volviese a recuperar mi tamaño normal. Y, desde luego, me hizo el apaño.

¿Cuál es tu duda?

P Soy una primeriza, embarazada de tres meses y medio, y todavía llevo mis vaqueros de siempre, solo que con el botón desabrochado. Mi madre está convencida de que eso es malo para el bebé, pero yo creo que no pasa nada. ¿Quién tiene razón de las dos?

R *Dale seguridad a la futura abuela y convéncela de que ¡los vaqueros no le harán ningún daño a su nieto! No hay pruebas para demostrar que la ropa ajustada perjudique al bebé durante la gestación. No obstante, a medida que engordas, te irás dando cuenta de que tu barriguita va pidiendo prendas más cómodas y agradecidas de llevar.*

P Me han invitado a una boda y coincide justamente con mi octavo mes de embarazo. ¿Qué podría ponerme para ir elegante y no parecer un globo pintado?

R *Busca un vestido de fiesta liso en un material sofisticado como el terciopelo y ¡enseña tus curvas! Siempre puedes acompañarlo de un chal o «pashmina» a juego con el collar y los pendientes. Si a esto le añades unas manoletinas planas para no dañarte la espalda, ¡serás Miss Premamá Elegancia!*

8

Peso y embarazo: la historia interminable

¿Hay un peso ideal para las embarazadas? ¿Cómo evitar comer por dos? (¡y tener que comprar ropa interior tres tallas más grande!)

Las famosas que recuperan con una facilidad pasmosa su anterior figura deberían dar la cara...

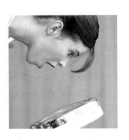

Tampoco debes obsesionarte con todo lo que comas durante el embarazo, pero sí has de tener en cuenta que, después de dar a luz, la segunda porción de la mañana de ese delicioso pastel de chocolate puede haber marcado la diferencia entre una embarazada normal y Jabba the Hutt de la Guerra de las Galaxias.

COMER POR DOS

Lo siento, chicas. No sirve la excusa de que «ahora hay que comer por dos» para atiborraros de comida durante los próximos nueve meses. Durante el primer trimestre (hasta la semana 12), tu cuerpo solamente necesitará 100 calorías extra al día; durante el segundo y tercer trimestre, 300. Esto no significa que tengas que pasarte a la comida basura, sino todo lo contrario. Tomar mucha fruta fresca, verduras y proteínas de calidad es, ahora, imperativo.

Una buena idea...

Come sano y haz un poco de ejercicio. Pasear puede ser un buen comienzo (¡y tu bebé puede acompañarte si quieres!). No se te ocurra empezar una dieta «de choque». Son absurdas y nada saludables. De hecho, en periodo posparto, la mujer necesita llevar una alimentación sana para poder hacer frente a los nuevos retos que supone ser madre por primera vez (que no es poco...).

¿CUÁNTO PESO DEBERÍA PONER?

Deberías poner entre 11 y 16 kg, pero no te obsesiones con el peso. Ten en cuenta que los bebés de madres que ganan menos de 9 kilos en el embarazo suelen ser más pequeños al nacer y hasta pueden nacer prematuramente. Por otro lado, las mamás que engordan excesivamente ponen en riesgo su salud. Los músculos tienen que trabajar más para soportar el peso y esto puede provocar dolores de espalda y piernas, fatiga excesiva, hemorroides y varices (y hasta complicaciones durante el parto).

Y LA BÁSCULA EMPIEZA A SUBIR...

De los 11 kilos que se suelen ganar, entre 2 ½ y 3 ½ kg son del bebé. Tu barriga pesa alrededor de un kilo y la placenta y el líquido amniótico alrededor de 500 gramos cada uno. La sangre y los fluidos extra representan entre 2-4 kg más de líquido, sin olvidar otros 2 kilos de grasa que se han acumulado en tu cuerpo.

En el primer trimestre, normalmente, se ganan entre 1 ½ y 2 ½ kg; en el segundo trimestre, entre 5 ½ y 6 ½ kg. En el último trimestre se supone que has de engordar medio kilo a la semana. Sin embargo, en las últimas semanas, verás cómo vas perdiendo peso poco a poco a medida que se acerca la fecha del parto.

¿PREOCUPADA, YO?

En una encuesta realizada a 500 mujeres embarazadas y recién dadas a luz, casi el 50% afirmó que su principal preocupación era perder los kilos que habían ganado durante el embarazo.

Aproximadamente, una de cada cinco mujeres encuestadas afirmó que lo mejor de estar embarazada era que se podía comer de todo, mientras que algo más de una de cada cinco dijo tener miedo de no recuperar su peso normal. Te preocupa volver a tener el tipo que tenías antes del embarazo, ¿verdad? Cómo no. Supermodelos, actrices y cantantes famosas... Todas tan perfectas. Hoy, luciendo una barriguita perfecta bajo un «top» minúsculo perfecto y, mañana, tan esbeltas como antes del embarazo, como si los kilos hubieran desaparecido por arte de magia. Pues no señor. Eso no nos pasa a las mortales. Nosotras no tenemos entrenadores personales, ni cocineros, ni niñeras las veinticuatro horas del día. En fin. Te aseguro que cuando menos te lo esperes, toda esa obsesión por recuperar tu peso desaparecerá en el momento en que descubras lo feliz que se puede llegar a ser pasando la mañana en casa frente al televisor, acariciando al bebé con una mano y, con la otra, sujetando un gran trozo de chocolate. ¿Qué más se puede pedir?

¿Cuál es tu duda?

P   ¿Cuándo volveré a ponerme mis antiguos vaqueros de cintura baja y podré olvidarme de estas mallas elásticas?

R   *Durante el parto se pierden entre 5 ½ y 6 ½ kg. En los días inmediatamente posteriores al parto, esto es, en el periodo conocido como «puerperio», tu cuerpo se des-*

hará de otros 2 kilos de líquidos que ya no necesitas. En este tiempo, sudarás y miccionarás más de lo habitual. Si llevas una alimentación sana y equilibrada y empiezas a practicar ejercicio regularmente, recuperarás tu peso a los 8-12 meses. Pero tómatelo con calma. Hasta Cindy Crawford necesitó 6 meses para recuperar su anterior figura (así que a nosotras, las mortales, se nos debería perdonar por tardar un poco más...).

P   He decidido dar el pecho al bebé. ¿Me servirá para perder peso?

R   *Ayuda, pero no es suficiente. Por desgracia, hay muchas mujeres a las que la lactancia les produce un hambre atroz (como a mí, sin ir más lejos), con lo cual perder peso es más complicado. También puede ser que te encante cocinar y probar todo lo que cocinas. A mí podría haberme dado por comer manzanas para saciar el hambre, ¡pero aquellas crepes eran tan irresistibles! (y, de todos modos, sabía que al final recuperaría mi peso). No obstante, lo bueno de la lactancia es que el bebé se beneficia tanto física como emocionalmente.*

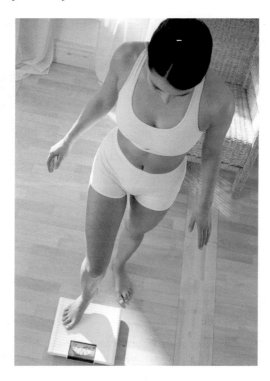

9

Mima tu piel

¿Cómo afrontar los cambios que sufre la piel durante el embarazo? ¿Cómo ganar la batalla contra las estrías?

¿Tienes un cutis luminoso o pareces una adolescente con acné? Los cambios hormonales que experimentas durante el embarazo pueden hacer que tu piel sufra transformaciones bruscas e inesperadas. Pero no desesperes: existen remedios muy sencillos para prevenirlas y combatirlas.

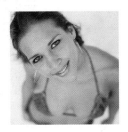

GRANOS

Te darás cuenta de que tu piel se vuelve más grasa durante el embarazo a pesar de tanta dieta sana y tantos cuidados de limpieza. Esto se debe a que, durante el embarazo, se crea más «sebo» de lo habitual. La piel produce sebo para mantenerse tersa y suave. El aumento repentino de grasa facial puede provocar la aparición de granos, especialmente en los tres últimos meses de gestación. Puede que hayas notado que las pequeñas glándulas sebáceas que hay alrededor de los pezones (también conocidas como «tubérculos de

Montgomery») están más grandes. Eso pasa, ni más ni menos, para que la piel de los pezones o «areolas» esté bien hidratada y no se seque durante el periodo de lactancia. Después del parto, todo volverá a la normalidad.

Una buena idea...

Fabrica un suave exfoliante facial mezclando harina fina de avena (la puedes conseguir en cualquier tienda de dietética) con un poco de miel y agua. Aplícalo suavemente sobre la piel y realiza movimientos circulares con los dedos antes de retirar la crema con agua tibia y un algodón. Si te crees capaz, termina enjuagándote con agua fría para cerrar los poros. Evita exfoliantes demasiado agresivos.

Si quieres evitar el exceso de grasa, utiliza siempre productos suaves e hipoalargénicos para el cuidado diario de tu piel. Bebe mucha agua y trata de ingerir alimentos ricos en vitamina B6, como los cereales y el pan integral, las patatas, los plátanos o la manteca de cacahuete.

La vitamina B6 ayuda a prevenir los problemas de la piel derivados de los cambios hormonales que se producen durante el embarazo. A menos que sea bajo prescripción médica, no tomes ningún tipo de medicación. De hecho, el empleo de algunos medicamentos pertenecientes al grupo de los «retinoles» y utilizados en el tratamiento del acné son muy dañinos para el bebé y pueden provocar defectos de nacimiento.

SUDORACIÓN

Al estar embarazada, sudarás más de lo habitual. Puede que sufras sofocos o golpes de calor en determinados sitios debido al aumento de peso. La combinación de esos kilos de más y una sudoración más profusa normalmente provoca sarpullidos en la parte inferior de los pechos y en las ingles, que son las zonas más expuestas al roce de la ropa. Suele ser bastante incómodo (y el sarpullido a veces tarda en desaparecer). Para curar un sarpullido provocado por el sudor, lava la zona con abundante agua fría o espolvorea sobre ella un poco de harina de maíz para aliviar el escozor.

PICORES

A medida que los pechos y la barriga engordan, la piel se estira y eso puede producir picores. Trata de ducharte o bañarte con agua templada (el agua demasiado caliente no es nada aconsejable ya que la temperatura corporal aumenta y eso puede perjudicar al feto). Procura utilizar siempre jabones naturales o un gel de baño muy suave y no olvides aplicar después una buena crema hidratante. Si los chicos se encargan de la crema, el baño o la ducha pueden convertirse en un juego muy divertido...

Si el picor es muy intenso, disuelve un vaso de bicarbonato en el agua de la bañera y verás cómo eso te alivia. Si, por el contrario, el picor es insoportable, pide cita con el médico lo antes posible.

ESTRÍAS: ¿PÁNICO U ORGULLO?

Muchos las utilizan para hacer chistes pero las mujeres las temen. Me refiero a las estrías. Y, sí, no me avergüenza admitir que yo también las tengo. Pero, al parecer, incluso a los que hacen culturismo les salen. Mi padre las llama «ilustres cicatrices» pero es que él es muy cumplido. Si en realidad te preocupan las estrías, fíjate en tu madre. Son hereditarias.

Las estrías pueden aparecer como consecuencia de la distensión y estiramiento que la piel sufre debido al aumento de peso durante el embarazo; por desgracia, las cremas y lociones especiales (muy caras, por cierto) que hay para combatirlas no son infalibles. Si crees que utilizarlas te hará sentir mejor, hazlo. No tienes nada que perder y es una buena excusa para que tu pareja te dé un buen masaje con mantequilla especial (de aceite de butirospermo). Digamos que los dos saldréis ganando.

Si te salen estrías, procura no agobiarte. Al principio tienen un color entre rosado y rojizo, pero luego adoptan un tono blanquecino.

¿QUIÉN ME HA TATUADO LA BARRIGA?

Puede que te despiertes una mañana y te des cuenta de que tienes una línea oscura que va desde el ombligo hasta el pubis. No te equivoques: no es que tu pareja te haya tatuado la barriga mientras dormías. Se trata de una jugarreta más de la naturaleza. Se la conoce como «línea nigra» o «línea alba» y es más común en las mujeres de piel morena y pelo oscuro. Puede que, antes del embarazo, tuvieras una línea casi imperceptible en el mismo sitio. Al quedarte embarazada, produces más melanina y eso provoca el oscurecimiento de esta línea que, normalmente, desaparece después del parto.

¿Cuál es tu duda?

P Hace ya seis semanas que di a luz y la línea oscura que separa mi vientre en dos partes diferenciadas (y que la comadrona me aseguró que desaparecería después del parto) aún sigue ahí. ¿Por qué?

R *Las hormonas tardan unos meses en volver a sus niveles normales. Una vez se hayan estabilizado, la línea desaparecerá. Como esta línea es el resultado de una mayor producción de melanina durante el embarazo, es aconsejable no exponer la barriga al sol hasta que la línea haya desaparecido por completo. ¡Supongo que no querrás esconder la barriga para siempre, como me ha pasado a mí después de cuatro embarazos! Punto y final.*

P Me han salido unas manchas oscuras en la cara. Mi madre las llama «máscara de mariposa» o «paño» pero a mí me recuerdan más a las manchas del té. ¿Existe algún modo de eliminarlas?

R *El «melasma», también conocido como «máscara del embarazo», consiste en una serie de manchas oscuras que se localizan preferentemente en las mejillas, el labio superior y la frente de las embarazadas. Es algo muy común y los médicos creen que se debe a la acción conjunta de los estrógenos y la luz solar. Suele desaparecer tras el parto. No obstante, si quieres acelerar el proceso, puedes fabricarte una mascarilla natural a base de caolín en polvo, zumo de limón y yogur natural. Pero ¡ojo con las avispas!*

10

La hora de la verdad: opciones para el parto

¿Has decidido ya dónde y cómo dar a luz? ¿Sabes qué es lo que más te conviene?

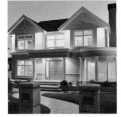

Dónde y cómo dar a luz es una decisión muy importante que puede llegar a hacer de la experiencia de tu vida un momento inolvidable o, por el contrario, convertirla en un mal rato que estarás deseando olvidar.

Pero, ¿cómo saber cuál es la opción más indicada? Averigua qué opciones hay, visita hospitales y clínicas en días laborables para recabar información y, sobre todo, ponte en contacto con familias cercanas que puedan hablarte de sus experiencias personales.

PARTO EN CASA PLANIFICADO

Ciertamente, mi segunda hija nació en casa. Tuve que remover cielo y tierra para conseguir el permiso y, al final, hasta tuve que contactar con la gurú de los partos Sheila Kitzinger para que me aconsejara (y, la verdad, me sirvió de gran ayuda). Me convertí en una experta en partos «domésticos» para rebatir los argumentos de mi médico de cabecera (incluso cambié de médico en varias ocasiones) y del especialista que se encargaba de mi caso. Todo empezó a ir sobre ruedas después de conocer a mis matronas y a mi nueva doctora (se llamaba Hannah Hedwig Striesow, una diminuta octogenaria y excepcional médico que había emigrado a Inglaterra huyendo de los nazis en el año 36).

Una buena idea...

Cuando acudas al hospital para una consulta, apunta antes lo que quieres preguntar. Es fácil olvidar cosas de las que solo te acuerdas de camino a casa. Asegúrate de hablarlo todo con el personal sanitario. Te sentirás más segura al saber que tus deseos se respetarán durante el parto. Elabora un plan flexible para el parto y compártelo con el personal que te atiende. Entrégales una copia para que la adjunten a tu historial.

Yo me pregunto: ¿qué necesidad hay de pasarlo mal? Mi primer hijo nació en un centro de maternidad enorme y gris, donde el trato a las embarazadas era tan deshumanizado que parecíamos objetos de fábrica en una cinta transportadora. Además de eso, yo no podía soportar la idea de estar apartada de mi preciosa criatura ni un segundo (y, por aquel entonces, después del parto era muy normal pasarse en el hospital cinco días ingresada hasta que te mandaban a casa).

Las matronas traen a casa todo lo indispensable para el parto. Aunque las estadísticas demuestran que, en los casos de embarazos de bajo riesgo, el parto en casa planificado es tanto o más seguro que el parto hospitalario, el lado negativo de dar a luz en casa es que la madre ha de asumir una gran responsabilidad. Dicho de otro modo, la mujer tiene que estar dispuesta a aceptar las consecuencias de las decisiones tomadas. Si además elige un parto natural, eso significa que deberá soportar aún más dolor (se puede disponer de oxígeno y calmantes inyectables pero no de la anestesia epidural).

Yo recomiendo el parto en casa planificado porque se establece una gran complicidad entre el personal médico y tú, lo que contribuye a crear un clima más familiar y distendido en el que nada se hará sin tu consentimiento. A mí se me permitía comer, beber, caminar, cambiar de postura, hacer ruido, ducharme, bañarme... Todo. Y evitando los protocolos de un hospital.

CENTROS DE MATERNIDAD

Los centros de maternidad dirigidos por matronas experimentadas constituyen una alternativa cada vez más popular para los embarazos de bajo riesgo. Además de animarte a participar más activamente en el parto y a que seas tú la encargada de velar por tu salud y ocuparte de tus propios cuidados en el posparto, ofrecen una gran variedad de opciones para dar a luz, como el parto en el agua (que también es posible en casa y en algunos hospitales). En definitiva, un centro de maternidad es la mejor alternativa para las embarazadas que no quieren dar a luz ni en casa ni en el hospital.

No obstante, si se produjeran complicaciones durante el parto, tendrías que ser trasladada de inmediato al hospital más cercano.

PARTO HOSPITALARIO

Quizás pienses que el hospital es el sitio más seguro para tener al bebé. Es cierto que si surgiera cualquier complicación, se te podría trasladar inmediatamente a urgencias.

Sin embargo, la parte negativa de los partos hospitalarios es el trato deshumanizado que reciben las parturientas. A pesar de lo bien equipados que están con sus almohadones y edredones estupendos, suelen ser lugares fríos y hostiles, donde la embarazada puede llegar a sentirse terriblemente incómoda por la falta de intimidad. Aunque siempre intentes comportarte como una buena paciente dejándote hacer todo y quejándote lo menos posible, el hecho de tener que aguantar todos los días a un sinfín de caras desconocidas mirándote «justo ahí» se hace, a veces, insoportable. En otras palabras, los procedimientos hospitalarios pueden llegar a ser intimidatorios y humillantes debido, entre otras cosas, a intervenciones médicas indiscriminadas.

De hecho, en el hospital el parto se ve como un problema médico más, lo cual te impide mantener cierto control sobre lo que están haciendo contigo. Así, no es de extrañar que, para inducir el parto, te pongan el gota a gota o monitoricen al feto. Con todo, la experiencia puede llegar a ser algo más privada siempre y cuando los padres involucrados estén bien informados y no tengan reparo en preguntarlo «todo». Si tienes que ser más pesada de la cuenta, no te apures: se trata de tu parto y de tu bebé.

¿Cuál es tu duda?

P Me gustaría dar a luz en casa pero a mi pareja le preocupan mucho los posibles riesgos y, en definitiva, el jaleo que eso supone. ¿Qué puedo hacer para que no se agobie?

R *Anímale a que vea vídeos de partos, incluso de partos en casa. Ponte en contacto con parejas que, recientemente, hayan dado a luz de este modo para poder aprender de su experiencia (si no conoces a ninguna, pregunta a la comadrona si ella te puede poner en contacto con alguna de tu ciudad). Averigua qué hospital te atendería en el caso hipotético de que tuvieran que trasladarte. Una vez hayas encontrado al equipo que vaya a asistir el parto, pídeles que hablen con tu pareja de lo que a él más le preocupa. Y en cuanto al jaleo, te puedo decir que, en mi caso, el único que hubo lo envolvió la matrona en una sábana después del parto y era una preciosidad. ¡Más jaleo he armado yo en la cocina preparando la comida!*

P Por lo que sigo leyendo en la prensa, está de moda entre las famosas contratar a doulas para el parto. ¿Qué son exactamente las doulas?

R *Las doulas son mujeres expertas en asistir partos. Están presentes no en calidad de personal sanitario sino en calidad de asistentes de la madre, a la que apoyan y animan en todo momento. Pueden ofrecerte diversidad de terapias para ayudarte a sobrellevar mejor el trabajo de parto tales como masajes y aromaterapia. Algunas doulas también ofrecen servicios de cuidados posparto.*

11

Tu primera cita
con la matrona

Prepárate para tu primera cita prenatal. Conoce algunos trucos para saber a qué atenerte en la «entrevista más larga de tu vida».

Cuando esperas un bebé, se supone que has de pedir cita con la matrona. La primera cita prenatal se produce, normalmente, a las 8-12 semanas de embarazo y será, sin duda, la consulta más larga a la que te hayas enfrentado nunca.

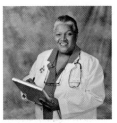

La matrona te hará un montón de preguntas. Te podrán resultar un poco extrañas pero tus respuestas le ayudarán a evaluar si tu embarazo es de bajo riesgo o si, por el contrario, existen problemas potenciales que necesiten ser abordados lo antes posible.

Te preguntará sobre tu estado de salud en general, si te han operado alguna vez o si en tu historial consta que hayas padecido alguna enfermedad grave. También querrá conocer los problemas de salud que haya habido en tu familia y en la de tu pareja, tales como las enfermedades coronarias.

Te preguntará también sobre tu historial obstétrico y ginecológico (por ejemplo, embarazos previos o antecedentes de abortos). Te dará la oportunidad de elegir dónde dar a luz, ya sea en casa, en una unidad de maternidad o en un hospital. Si decides que sea en un hospital, podrás elegir en cuál.

La matrona querrá saber acerca de tu origen étnico ya que hay grupos de población más propensos a padecer ciertas enfermedades como la «anemia de células falciformes» (ACF).

También te hará preguntas sobre tu estilo de vida. No se trata de un interrogatorio; simplemente se quiere evaluar y sacar a la luz cualquier problema que pueda poner en peligro la salud del bebé. De manera que tendrás que decirle si fumas o bebes, si te estás medicando con o sin receta médica, o si consumes drogas con fines recreativos. La matrona finalmente querrá saber qué harías en el supuesto caso de que existiera algún riesgo añadido que pudiera dificultar el progreso normal de tu embarazo.

Tendrás que decirle la fecha de tu última menstruación y la duración de tu ciclo menstrual. Esto le permitirá a la matrona calcular la fecha del parto.

También querrá saber el método anticonceptivo que empleabas antes de quedarte embarazada. A veces me pregunto si esto lo hacen abiertamente y sin segundas intenciones o si, por el contrario, esperan que tu respuesta les ayude a decidir qué método anticonceptivo es mejor para ellas mismas.

Se obtendrá una muestra de sangre para saber si tienes inmunidad contra la rubéola, para conocer tu grupo sanguíneo y factor Rhesus (esto es, si eres «Rh positiva» o «Rh negativa»), y para la detección de anemia. Este mismo análisis también se podrá utilizar como muestra para las pruebas del VIH, la sífilis y la hepatitis B, a menos que, desde un principio, dejes claro que no quieres hacerte las pruebas.

También se requerirá una muestra de orina. Tráela de casa en un botecito de cristal limpio (a no ser que prefieras hacer una «exhibición» de orina delante de la matrona). Intentarán averiguar si se manifiesta «proteinuria» (presencia de proteínas en la orina), uno de los primeros síntomas de la «preeclampsia» (complicación del embarazo potencialmente peligrosa sobre la que se debe llevar un control exhaustivo durante todo el periodo de gestación). También comprobarán si existe alguna infección y, probablemente, analizarán el nivel de azúcar para saber si padeces algún tipo de diabetes gestacional.

En esta y en todas las demás citas se te tomará la tensión y hasta puede que la matrona utilice un monitor fetal o «sonikaid» para escuchar la «frecuencia cardíaca» del feto (FCF).

¿Cuál es tu duda?

P Mi matrona me ha dado una ficha de recogida de datos para el embarazo que he de rellenar y llevar conmigo a todas las citas pero no entiendo ni una sola palabra de lo que allí pone. ¿Podéis ayudarme?

R *Siempre que tengas dudas, pregúntale a tu matrona. De todos modos, aquí tienes algunas traducciones de esas siglas tan complicadas, por si se te olvidan entre cita y cita:*

UR	*Última regla*
FPP	*Fecha prevista de parto*
TA	*Tensión arterial*
Presentación	*Es la parte del feto que toca con el estrecho superior, hacia el cervix. Cefálica (Cef./Cefal-) o de vértice (Vx./Vertex): sale primero la cabeza del feto y se da en situación longitudinal. Podálica: nalgas, pies o rodillas salen primero. De tronco o transversa: el feto sale de lado o transversalmente.*
Transversa	*El eje longitudinal de la madre y el feto son perpendiculares*
OIIA	*Occípito ilíaco izquierdo anterior (la cabeza fetal dirigida hacia la cara anterior del lado izquierdo materno).*
OIDA	*Occípito ilíaco derecho anterior (la misma posición que la anterior, pero en el lado derecho).*
OIIP	*Occípito ilíaco izquierdo posterior (la cabeza fetal dirigida hacia la cara posterior del lado izquierdo materno).*
OIDP	*Occípito ilíaco derecho posterior (la misma posición que la anterior, pero en el lado derecho).*
OA	*Occípito anterior (la cabeza fetal dirigida hacia la cara anterior del cuerpo materno).*

-gesta/-para	*Sufijos en relación con "embarazo" y "niño" respectivamente. Primigesta (primer embarazo); secundigesta (segundo embarazo); multigesta (varios embarazos); primípara (primer parto); secundípara (segundo parto); multípara (varios partos); multigesta + 2 neonatos + 1 mortinato (mujer que ha dado a luz a dos bebés sanos y a uno muerto; un neonato es un recién nacido que cumple los 28 días; un mortinato es un bebé que nace muerto o que es consecuencia de un aborto).*
Rel céfalo-pélvica	*Relación de la cabeza fetal con la pelvis materna.*
Encajamiento	*Grado de introducción de la parte fetal en la pelvis.*
Enclavamiento	*Inmovilidad de la cabeza fetal en el estrecho de la pelvis.*
FCF	*Frecuencia Cardiaca Fetal*
MF	*Movimientos fetales (puede haber "presencia de MF" o "ausencia de MF")*
Edema	*Hinchazón o inflamación*
Hb./Hgb.	*Hemoglobina (la hemoglobina es una proteína que contiene hierro y que le otorga el color rojo a la sangre).*
Fe	*Símbolo químico del hierro; para conocer la cantidad de hierro en el organismo se realiza un examen conocido como "ferritina". El hierro se mide en nanogramos por mililitro de sangre (ng/ml).*
NAD	*Ninguna anomalía detectada*
Cervix	*Tracto genital femenino, también conocido como "cuello uterino"*
AO	*Análisis de orina*
US	*Ultrasonido*

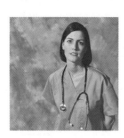 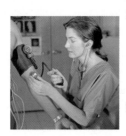 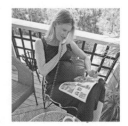

12

¿Ya tienes un plan?

El «plan de parto»: ¿innecesario o vital? Aprende a elaborar un plan para «el día más largo» de tu vida.

¿Qué es y cómo se elabora un plan de parto? ¿Por qué se hace? ¿Es negociable con el personal sanitario?

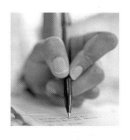

En el Reino Unido se hace un «birth plan» («plan de parto»), un documento que llevas al hospital para especificar lo que deseas para tu parto y que le servirá de guía al personal sanitario cuando tú estés «ocupada» dando a luz. Pero, ¿cómo se elabora un plan de parto? La respuesta es muy simple: informándote. Busca libros de consulta, habla con otros padres o «chatea» con miembros de alguna comunidad virtual de «papás novatos». Te darás cuenta de que hay mucho donde elegir y mucho en qué pensar. De modo que la mejor manera de empezar tu plan sería haciendo una lista de todo lo que te gustaría para el parto. De esa lista, escoge las siete u ocho primeras cosas y ya tendrás el boceto para elaborar tu plan de parto definitivo. Esta lista no es algo a tener en cuenta simplemente sino algo de vital importancia para ti (¡y, por supuesto, para tu bebé!).

El plan ha de ser breve (nada de «florituras»); de lo contrario, es muy probable que el personal que te atiende haga la vista gorda y el documento quede olvidado junto a otros tantos sobre la mesa de la consulta. Si la vida fuera de color de rosa, las matronas tendrían todo el tiempo del mundo para leer y digerir hasta el más mínimo detalle de tus caprichos de parturienta. Pero, aceptémoslo: son mujeres muy ocupadas. En resumen, el plan de parto, más que una declaración de deseos, es una herramienta para fomentar la comunicación entre la futura mamá y su ginecólogo o matrona.

Una buena idea...

Prueba a realizar el siguiente ejercicio mental: Imagínate que estás de parto. Trata de visualizar las distintas maneras que emplearías para sobrellevar las contracciones, que son cada vez más fuertes (por ejemplo, respirando correctamente, cambiando de posición, moviendo la pelvis, con masajes, o hasta con medicación). Si este es el escenario que quieres para tu parto, el ejercicio te ayudará, sin duda, a superar tus miedos y a fomentar una actitud positiva de una manera tanto o más efectiva que esas técnicas de neurología informática utilizadas con pacientes que quieren dejar de fumar o perder peso. Además, esa inyección de optimismo te servirá para afrontar mejor los días previos al parto.

¿CÓMO EMPIEZO?

Primero elige una de las opciones de parto que hay y luego trata de ponerte en contacto con padres que hayan elegido la misma opción que tú para saber qué tal fue su experiencia. Así conseguirás establecer un entorno «por defecto» al que adaptar tu propio plan. Evita incluir en él cosas innecesarias. Es mejor que sea conciso y que quepa en una sola página. Compártelo con tu pareja, tu doula (si es que tienes) o tu matrona. El plan servirá para recordarte las conversaciones que has tenido con ellos a lo largo del embarazo, de modo que nada de lo que allí ponga debería pillarte por sorpresa.

El plan no es un contrato ni tampoco un certificado de garantía del tipo de parto que quieras tener (en otras palabras, no presupone ningún compromiso entre los médicos ni tú). He hablado con muchas mujeres que se sintieron muy decepcionadas al ver cómo, llegado el momento, se les ponía la epidural, cuando ellas habían planificado un parto natural y descartado el uso de cualquier método para aliviar el dolor. Aunque no salga todo exactamente como tenías previsto, a menos que se trate de una urgencia (a veces las cosas se tuercen más de lo esperado y hay que dejar a los expertos decidir qué es lo mejor para ti), se deberían tener en cuenta tus deseos. Cuando decidí dar a luz a mi hija en casa, previamente había dejado claro que no quería que me provocaran el parto sino dejarlo progresar hasta dar a luz espontáneamente, es decir, quería un parto «cien por cien» natural. La verdad es que fue muy duro, a pesar de los ánimos de mi matrona que, apurada, me decía: «¡ya casi está!». Al final tuve la alucinación de que estaba pariendo en medio de una muchedumbre de alienígenas y, como no acababa de romper aguas, accedí a que me provocaran el parto. Fue la decisión correcta, después de consultarlo, claro está, con el equipo que me asistía. Gracias a eso, Bethany llegó al mundo a los pocos minutos.

La frase

«Los buenos planes dan forma a las buenas decisiones. Por eso una buena planificación ayuda a que los sueños se hagan realidad».

LESTER R. BITTEL, experto en gestión empresarial

¿Cuál es tu duda?

P Me preocupa el hecho de que mi médico y mi matrona se sientan ofendidos si elaboro mi propio plan de parto. ¿No son ellos los expertos?

R *Los médicos son expertos en medicina pero, cuando se trata de ti y de tus preferencias, la única experta eres tú. Imagina que tu ginecólogo te dice que la episiotomía* *cicatriza antes que un simple corte y que, por otro lado, tú has decidido evitar la episiotomía. Una buena manera de hacerte escuchar sería elaborando tu propio plan de parto, en el que incluyeras todos tus deseos y preferencias. Entre otras cosas, el plan te ayudará a fomentar la comunicación y el diálogo con el médico. Si además dejas claro que estás trabajando duro para conseguir tu propósito, o sea, evitar la episiotomía (ya sea agachándote con frecuencia para entrenar el perineo, haciendo los famosos «ejercicios Kegel» para fortalecer los músculos pélvicos, o con masajes para que el perineo esté lo más elástico posible antes del parto), el médico seguramente se dará cuenta de tu interés e intentará darte gusto en la medida de lo posible. Si no es así, cambia de médico.*

P ¿Cómo puedo evitar que mi plan de parto suene contradictorio?

R *En realidad, tu problema se reduce a un simple error de estilo. Procura ser clara y no poner el grito en el cielo antes de tiempo. Para empezar, en vez de titularlo «plan de parto» podrías llamarlo «preferencias para el parto». El médico entenderá que eres una persona flexible y dispuesta a amoldarse a las circunstancias. Emplea expresiones como «si no hay complicaciones...» para demostrarle que asumes la idea de cambiar de planes siempre que surjan problemas que así lo requieran. No obstante, con un poco de suerte, ¡puede que no tengas que cambiar nada! Emplea un estilo llano y optimista y, en vez de decir «no queremos que...», utiliza «hemos planeado que...» o «preferiríamos que» (hay que demostrar al lector un poco de «solidaridad», ¿no crees?).*

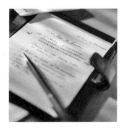
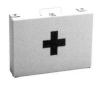

13

Trabajar, descansar, jugar

Es muy fácil llegar al final del embarazo y sentirse extenuada. ¿Te gustaría aprender a sacarle el máximo partido a tus mermadas energías?

Hay muchas mujeres que ya están agotadas al principio del embarazo (algo así como si hubieran estado toda una noche de marcha, pero sin marcha). No te asustes: es algo muy normal, teniendo en cuenta que, ¡ahora, hay alguien más dentro de ti!

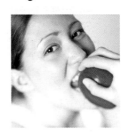

PRIMER TRIMESTRE

Lo siento, chica: por mucho que te guste la fiesta, a partir de ahora solo querrás descanso y más descanso (pero tranquila, que no va a ser para toda la vida...). Los cambios hormonales que se producen al principio del embarazo pueden hacer que te sientas falta de energía. Lo peor de todo es que, cuanto más cansada te sientes, menos parece que estás embarazada. Recuerdo pasarme horas de pie en el metro de Londres, cuando lo único que me apetecía era ir acoplada en el asiento de mi coche (pero, sin una barriga visible, nadie me ofrecía un asiento, claro). Es cierto que, durante el primer trimestre, algunas mujeres no parecen estar embarazadas. Sin embargo, en este periodo, la actividad metabólica aumenta y se empiezan a experimentar grandes cambios hormonales que pronto dejarán sentir sus efectos. La placenta también está creándose y, para sobrellevar todo esto, necesitas grandes dosis de energía. Por eso, tienes que hacer caso de lo que el cuerpo te pida en cada momento y parar para descansar cada vez que sea necesario. Si estás trabajando, intenta echar una cabezadita después de comer. Si, por el contrario, estás en casa con los niños, aprovecha cuando ellos estén dormidos para descansar tú también. O, si lo prefieres, deja la siesta para cuando vuelvas del trabajo.

Los mareos, las náuseas matutinas o la necesidad de levantarte por la noche para hacer pis son otros de los fastidios a los que tendrás que acostumbrarte a partir de ahora. No obstante, procura evitar que la ansiedad y la inseguridad provocadas por tu nuevo estado se apoderen de ti. No ayudan a nada.

Para hacer frente a tus nuevas necesidades energéticas, procura hacer varias comidas pequeñas al día (una pieza de fruta, un trozo de queso o galletas integrales entre horas pueden ser un buen tentempié). Sin embargo, evita tomar cosas demasiado dulces; aunque es una forma rápida y efectiva de ingerir azúcar, enseguida notarás el «bajón».

Si te sientes cansada a todas horas, consúltalo con tu médico. Puede que tengas anemia. Una dieta rica en hierro o un reconstituyente herbal, siempre y cuando sea bajo prescripción médica, te ayudarán a recuperar fuerzas y a funcionar como de costumbre.

SEGUNDO TRIMESTRE

Te sentirás mucho más fuerte y enérgica en el segundo trimestre porque, entre otras cosas, las náuseas, los mareos y el cansancio desaparecerán. En todos mis embarazos, el segundo trimestre fue el más activo y siempre procuré aprovecharlo para hacer vida social antes de que me convirtiera en un balón de playa y no pudiera maniobrar con facilidad. Pero tampoco te sobrecargues de actividad. La fatiga volverá a hacer su aparición y para entonces debes haber recuperado horas de sueño.

TERCER TRIMESTRE

Estás engordando, no puedes dormir bien, no encuentras ninguna postura cómoda... Todas estas molestias pasarán factura y volverás a sentirte agotada. Utiliza varias almohadas (las ortopédicas con forma de mariposa te servirán ahora y durante la lactancia). Fabrícate un buen nido para descansar bien por la noche (por lo menos hasta el próximo viaje nocturno al baño). Mi marido me decía que parecía una incubadora humana con tantas mantas y almohadones encima.

Vigila tu dieta y asegúrate de ingerir alimentos energéticos. Las siestas y acostarse temprano son buenas alternativas para recuperar fuerzas. Y recuerda que has de mantenerte bien hidratada. Es decir, bebe mucha agua, aunque te entren ganas de hacer pis constantemente, y conseguirás que tu orina sea clara o casi incolora, síntoma de una buena hidratación.

EL PARTO

Cuando empieces a notar que te vas a poner de parto, intenta mantenerte ocupada para olvidarte por un rato (a propósito, cuando me puse de parto con mi hijo el pequeño, estaba escribiendo un libro que, por cierto, ahora es de mis favoritos; además, ¡el bebé se portó de maravilla!). Las prisas, cronometrar las contracciones o que tú y tu pareja salgáis disparados hacia el hospital solo servirán para que el parto se os haga más largo.

EL BEBÉ YA ESTÁ EN CASA...

Las dos o cuatro primeras semanas después del parto suelen ser agotadoras, especialmente si eres primeriza.

No te exijas mucho con las tareas domésticas. Precisamente ahora es el peor momento (¿y cuál no?) para ser el ama de casa perfecta. Con alimentar al bebé, comer, dormir y ducharte tienes más que suficiente.

Los invitados, a partir de ahora, que sean menos y que ayuden más. Y olvídate de las visitas de «¡ay qué niño más rico!» que solo te harán perder el tiempo. Si eso no lo entienden, no los invites más. Aprovechad tu pareja y tú para crear vuestra burbujita y disfrutar del bebé siendo dos personas nuevas: papá y mamá.

¿Cuál es tu duda?

P Tenemos un bebé de una semana y mi mujer está agotada. Yo también lo estoy ¡pero la que ha parido es ella! ¿Cómo puedo ayudar?

R *Aparte de las típicas labores de casa, tienes que mimarla un poco. Ofrécete para llevarle al bebé cuando haya que darle de comer por la noche, si es que está amamantándolo. También puedes darle tú la leche siempre que la hayáis almacenado previamente. Y si tu mujer no le está dando el pecho, muy fácil: tú te encargas de darle de comer al niño por las noches.*

P Estoy embarazada de ocho semanas. Llevo una dieta sana y duermo mucho. El médico dice que no tengo anemia pero, antes de que llegue la hora de comer, ya estoy echa polvo. ¡Y encima tengo que ir a trabajar por la tarde! ¿Qué puedo hacer para tener más energía?

R *Prueba a hacer un poco de ejercicio cuando pares para comer en el trabajo. Aunque no te apetezca ni lo más mínimo, verás que un paseo sienta de maravilla. Hacer ejercicio no solo te ayudará a atender mejor las exigencias del bebé; también te ayudará a estar equilibrada mentalmente y a sentirte mucho más activa y enérgica que antes.*

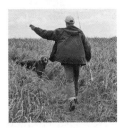 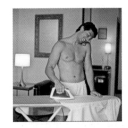 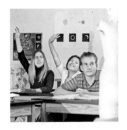

14

La vuelta al cole: educación prenatal y preparación para el parto

¿En qué consiste una clase de preparación para el parto y para qué sirve?

Los futuros padres piensan a veces que las clases de preparación para el parto son una pérdida de tiempo, cuando se dispone de montones de libros, vídeos o numerosas páginas web. Es cierto que hay material de calidad sobre el embarazo y la educación prenatal, pero, en líneas generales, las experiencias reales y el trato personal «cara a cara» todavía hoy valen más que mil palabras (y que mil imágenes).

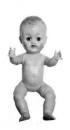

¿POR QUÉ IR?

Las clases de preparación para el parto te ayudarán a comprender mejor todo el proceso del parto y del posparto o puerperio. Si eres capaz de entender por ti misma todo lo que te está pasando y te preocupas de buscar estrategias para sobrellevarlo mejor, te sentirás mucho más segura y con la situación bajo control. Las clases también te servirán de guía durante el puerperio y, gracias a ellas, conocerás todos los «intríngulis» de tu nueva etapa como madre.

Si ya has decidido en qué hospital vas a dar a luz, sería bueno que asistierais a las clases que allí se impartan. Eso os ayudará a familiarizaros con el entorno y el personal sanitario. Las clases de preparación para el parto tienen que ser divertidas e incluir ejercicios prácticos. Una clase estática en la que tengas que estar escuchando al profesor todo el tiempo puede convertirse en algo tedioso y aburrido. Normalmente, en las clases se enseñan estrategias básicas para sobrellevar mejor el parto, tales como técnicas de respiración y masajes, y se aporta información muy útil sobre los síntomas y las distintas fases del parto. Te darán a conocer los diferentes métodos que se pueden emplear durante el parto para aliviar el dolor; de este modo, no tendrás que tomar una decisión a ciegas. Además, el conocer a otros futuros papás y compartir vuestras experiencias es algo que no tiene precio.

¿QUÉ CLASE ELIJO?

Además de las clases que se imparten en los hospitales, existen muchas otras opciones igual de válidas. Cuando tengas que elegir, piensa antes si la filosofía del programa concuerda con tu visión de la vida y, más concretamente, de la maternidad. Infórmate bien a través de libros, folletos o visitando la página web del curso en cuestión (si es que la tiene). Una vez hayas tomado una decisión, ponte en contacto con padres que ya hayan asistido a esas clases. Por último, no abandones a la primera y prueba unos días antes de cambiarte de clase (aunque si estás muy incómoda, no dudes en hacerlo).

ALGUNOS SITIOS INTERESANTES PARA VISITAR...

En las grandes ciudades podrás encontrar mucha más oferta que en las más pequeñas, en las que solo suele haber las clases ofrecidas por la sanidad pública o privada, o las que regala alguna conocida cadena de ropa de embarazadas al hacer alguna compra.

Federación de asociaciones de matronas de España (www.federacion-matronas.org)

En esta completa página web podrás encontrar la dirección y teléfono de la asociación de matronas de tu localidad. Son ellas las que suelen impartir las clases de preparación al parto así que, si lo deseas, podrás informarte de todas las opciones que existen en tu localidad o región.

Prenatal (www.prenatal.es; www.prenatal.net)

Cadena especializada en ropa de bebé y de embarazada, desarrolla todo un mundo de actividades pararelas dedicadas a cuidar a sus clientas. Sus páginas web están repletas de información interesante y en sus tiendas ofrecen seminarios de forma permanente amenizados con vídeos e impartidos por profesionales la maternidad. Acércate a la tienda más próxima y cualquiera de las encargadas estará encantada de atenderte.

Ser padres (www.serpadres.es)

Página web de una conocida publicación mensual, contiene un fantástico compendio de información sobre todo lo que rodea al embarazo y al nacimiento del bebé. Además de contestar a todas las dudas que te puedan surgir respecto a los cursos de preparación, ofrecen una pequeña reseña de los cursos alternativos al que ofrece la medicina tradicional. Dentro de la página encontrarás también un espacio para preguntar a otras embarazadas sobre su experiencia.

City yoga (www.city-yoga.com)

Uno de los muchos centros privados que ofrecen cursos barazadas. Tanto si has practicado el yoga como si no, tupenda opción para tu mantenimiento físico duran tener una preparación más espiritual para el momento del parto. Situado en Madrid, además de las clases convencionales ofrece cursos específicos como el titulado «Parto, nacimiento y yoga» que está destinado a las parejas.

Asociación Nacer en casa (www.nacerencasa.org)

Asociación española creada en 1988 para dar respuesta y protección a todos los que deciden elegir esta forma de traer al mundo a su bebé. Aquí podrás encontrar a los profesionales que se dedican a esta actividad y un montón de información sobre qué necesitas si eliges esta opción.

¿Cuál es tu duda?

P   ¿Cuál es el mejor momento para apuntarse a las clases de preparación para el parto?

R   *Suelen empezar a partir del último trimestre de embarazo. No obstante, hay clases a las que puedes asistir desde el principio, como las de yoga para embarazadas que se imparten en el centro City Yoga de Madrid (www.city-yoga.com). Algunos hospitales también ofrecen cursos enfocados a la educación para el embarazo más que a la preparación para el parto y el posparto. En estas clases se suele hablar de los cambios en el estilo de vida de la embarazada, el crecimiento y desarrollo del bebé, la dieta, el ejercicio físico, etc. Infórmate de la oferta de clases que hay cerca de donde vives.*

P   He decidido que me pongan la epidural. ¿Qué sentido tiene que asista a las clases de preparación para el parto?

R   *Hay muchas clases de preparación para el parto que no solo se centran en el parto natural (las que se imparten en los hospitales, por ejemplo). Cuanto más sepas sobre todo el proceso, mejor. Así, cuando llegue el momento de la verdad, te sentirás más segura. Además de eso, en las clases se establecen foros de discusión para que los alumnos que están en la misma situación compartan sus experiencias. Esto puede ser especialmente útil para «ellos», que no suelen tener tantas oportunidades como vosotras para hablar con otros futuros papás.*

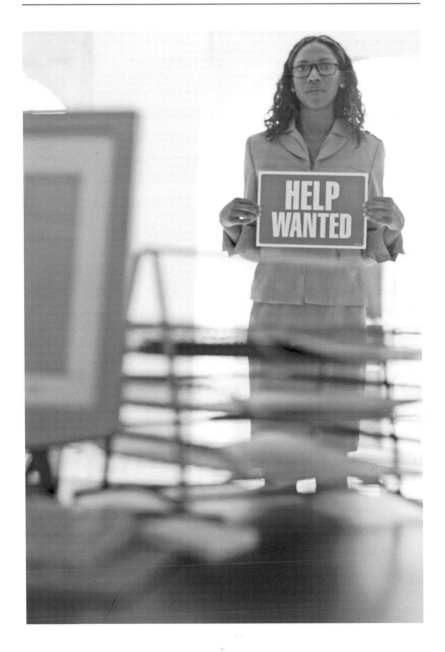

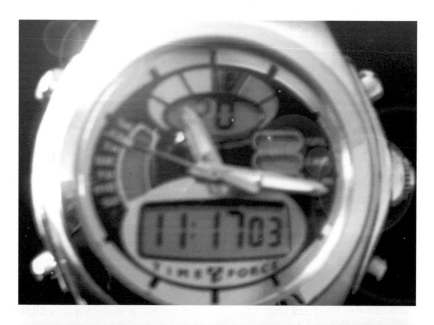

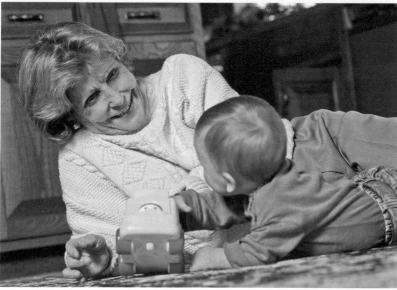

15

Embarazadas: ¿propiedad pública o privada?

A partir de ahora será todo consejos. ¿Harás caso de todo lo que te digan? Aprende a «separar la paja del trigo».

A las embarazadas se las suele considerar propiedad pública: cualquiera puede hacer preguntas indiscretas y comentarios poco oportunos y algunos hasta se toman la libertad de bombardearte con consejos estúpidos (y vete preparando para cuando nazca el bebé...).

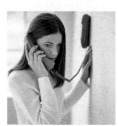

LOS ABUELOS

Es impensable que una abuela no tenga ningún consejo que darte. No obstante, antes de taparte los oídos, recuerda que la experiencia es un grado.

Pero también es cierto que ella (tu madre) dio a luz hace «muuuuuuuuucho» tiempo y la vida ha cambiado desde entonces. Ahora las mujeres pueden decidir qué tipo de parto prefieren y los hombres participan más en el proceso del embarazo y en la educación de los hijos. Así que tampoco le hagas demasiado caso cuando empiece a hablarte de enemas o a contarte historias desagradables sobre lo mal que se pasaba antes durante el puerperio. Ten en cuenta lo mucho que significa el bebé para los abuelos. De hecho, te darán muchos consejos, pero no olvides que siempre lo harán con la mejor de las intenciones. Sabiendo esto, creo que podrás manejarte en ciertas situaciones sin necesidad de herir los sentimientos de nadie. Me explico: mi suegra (muy astuta, por cierto) me daba innumerables consejos sobre cómo criar a un bebé, de los cuales algunos me parecían muy útiles y otros no tanto. Simplemente, le sonreía y le decía a todo que sí, lo cual no significa que no me sirvieran de nada sus consejos; es más, aprendí muchas cosas gracias a ella. Pero un día me miró con ojos picarones y me soltó que, aunque parecía que siempre la escuchaba con gran interés, luego iba y hacía lo que me daba la gana. Dije que era astuta.

LOS AMIGOS

Espérate cualquier cosa cuando les cuentes a tus amigos que estás embarazada: desde felicitaciones sinceras por lo mucho que se alegran hasta comentarios sarcásticos o risas falsas tras las que se vislumbra cierta envidia. Al menos, en mi caso, fue así. Te darán consejos y recomendaciones sobre qué debes y no debes comer, qué crema es mejor para las estrías, o qué puedes hacer para no quedarte embarazada otra vez. Pero, afortunadamente, recibirás cantidad de regalos «monísimos» para el bebé y para ti (la cuna o ropa de premamá, por ejemplo). Así que lo mejor que puedes hacer es escucharles, sonreír y poner la mano. Por cierto, a mí me regalaron un vestido premamá de marca precioso que utilicé en todos mis embarazos y que todavía anda por ahí circulando...

LOS DESCONOCIDOS Y «LA POLICÍA DE LA DIETA»

Yo creo que debe haber una escuela a distancia (o quizás, un curso por Internet) donde se estudie «cómo decir estupideces a una embarazada» porque algunos, desde luego, saben hacerlo muy bien. Por ejemplo, en el trabajo, una de mis favoritas era la de «¿aún sigues aquí?», algo que solían decirme ya casi al final del embarazo. Yo me hacía la sorprendida, me tocaba la barriga y respondía: «¡Caray! ¡Pues claro que estoy aquí!». Y allí me quedaba yo pensando que dónde narices iba a estar si no. En fin, los otros se quedaban mirándome con cara de interrogación y, luego, se marchaban. Fin del asunto. Pero los peores comentarios vienen, sin duda, de esos desconocidos tan irritantes que pertenecen a lo que yo llamo «la policía de la dieta». Te pongo en situación: entras en un restaurante y te dicen «¿está segura de que ese queso no será malo para el niño?»; entras en una cafetería y, sin comerlo ni beberlo, te espetan «¿seguro que puede tomar café? La cafeína es mala para el niño, ¿sabe usted?». «Pero ¿por qué?» me pregunto yo. ¿Acaso les he pedido su opinión? Para mí esas personas son policías de la dieta y, lo que es peor, ¡de la dieta de los demás! Prefiero ignorarlos (en realidad, lo que me gustaría es que el cochecito del niño se transformara en Godzilla y se los tragase a todos). Si no, dime qué harías tú...

RECUERDA...

- Escucha (o al menos, inténtalo; algún consejo útil que otro te darán).

- Sonríe y asiente (luego, ni caso).

- Despístalos (o, simplemente, cambia el tema de conversación).

- Estudia (lee, navega por Internet, o únete a una comunidad virtual; si te conviertes en una eminencia en educación prenatal y maternidad, podrás exponer tus argumentos con más solidez y callarás a algunos «consejeros» con tu sabiduría aplastante).

- Emplea citas (pueden ser de tu ginecólogo o matrona).

- Intenta ser abierta (se puede escuchar sin necesidad de comprometerse; prueba algunos de esos consejos aparentemente ridículos siempre y cuando no sean peligrosos. ¿Quién sabe? Quizás chupar una manzana sea bueno para el ardor de estómago y frotarse las orejas para el dolor de barriga. Por probar, no pierdes nada. Aunque no sirvan...).

¿Cuál es tu duda?

P Mi hermana no deja de agobiarme con consejos. Le he dicho que mi intención es ser autodidacta para criar al bebé pero ella no lo entiende y piensa que es una locura y que voy a arruinar mi carrera profesional. No quiero enfadarme con ella, pero ¿qué puedo hacer para que me deje en paz?

R *Recuerda siempre que tu hermana solo quiere ayudarte. Repítelo en voz baja tantas veces como sea necesario hasta que te autoconvenzas. No obstante, puede que, a veces, sus consejos sean buenos para ella, no para ti. Trata de hacerle ver con mucho tacto que se trata de tu hijo, tu vida y tu trabajo, no de los suyos. Y, en vez de ponerte a la defensiva cada vez que no estés de acuerdo con ella, dile que tu decisión es madura y que prefieres criar al niño a tu manera, porque para eso eres su madre.*

P El otro día en el trabajo mis compañeros solo hablaban de lo terrible y pesado que es a veces ser padre y a mí eso es algo que me parece de mal gusto. Pero ya no sé cómo decirles que dejen el tema sin tener que soltar a grito pelado que se callen de una **** vez (táctica que, por cierto, estoy poniendo mucho en práctica últimamente). ¿Alguna sugerencia?

R *Tómatelo como si te estuvieran contando sus batallitas y no les hagas demasiado caso. Si en vez de eso te dijeran, «¿el parto? Perfecto. Corto. Solo un par de horas. El peso del niño normal», sería muy aburrido, ¿no crees? (si le hubieras preguntado a la máquina de los cafés, seguro que la conversación hubiera dado para mucho más...). Intenta hablar un rato en privado con uno o dos de tus compañeros (con los que más confianza tengas, si es posible) y diles que esos comentarios que hacen todos (o casi todos) te parecen de muy mal gusto; luego, espera a que el mensaje le llegue al resto del grupo. Una excelente opción para desconectar del trabajo y la oficina es dar un paseo a la hora del descanso. ¡Un cambio de aires y un poco de ejercicio te sentarán bien!*

16

Encantada de conocerte...

«Diálogos con una barriga»: ¿el principio de la locura o de la maternidad?

Siempre se ha dicho que hay que establecer lazos de unión con el bebé desde su primer día de vida... ¿y durante el embarazo? No es raro ver dar palmaditas a la barriga de una embarazada o incluso hablarle. Pero, cuidado: puede que esto se haga por algo más que por mero divertimiento...

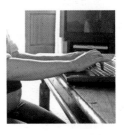

Dentro del campo de la psicología, algunos estudios sobre el embarazo han demostrado, gracias a la monitorización fetal y al ultrasonido, que los bebés en proceso de gestación reaccionan a los estímulos externos y a los de sus padres. A las ocho semanas, las primeras terminaciones nerviosas alcanzan la superficie de su cuerpo y el feto empieza a desarrollar su capacidad sensitiva. A las dieciséis semanas se forman las orejas y el feto es capaz de escuchar a través de la placenta los latidos de tu corazón y el ruido que produce la circulación de tu sangre. Además, empezarás a notar cómo algo vibra dentro de tu vientre. Gracias a algunos estudios se ha demostrado que el ritmo cardiaco del feto se acelera cuando oye a su madre y que esto le permitirá reconocer la voz materna cuando nazca. En la última etapa del embarazo comienza la actividad onírica y el feto experimenta episodios de la «fase REM» (Rapid Eye Movement), también conocida como «fase de movimientos oculares rápidos» o «fase paradójica».

Una buena idea...

Es normal que a los padres les asalten dudas y miedos durante el embarazo por el cambio tan drástico que van a experimentar en unos pocos meses. Utiliza un diario para ir anotando todas esas sensaciones o incluso escríbele cartas al bebé. Luego puedes añadir fotos de las distintas fases de tu barriga para que el niño las vea cuando sea mayor. Es una buena manera de demostrarles a tus hijos lo mucho que se les quiere y se les quería incluso cuando estaban dentro de ti.

Es maravilloso notar a un pequeño ser vivo moviéndose dentro de ti y ver a la familia entera compartir esta primera «cita a ciegas» con el bebé que está en camino.

HÁBLAME

El bebé puede oírte. Busca momentos para hablarle directamente. Intenta acostumbrarte a hablar con él todas las noches antes de dormir o cada vez que te des un baño. No importa lo que le digas (como si le quieres leer el *Marca* de arriba a abajo...) sino cómo se lo digas. Comunicándote a través de la voz establecerás vínculos de unión y afecto con el nuevo ser que habéis creado. Así, cuando nazca, el bebé reconocerá tu voz y se sentirá reconfortado por algo que le resulta tan familiar. Intenta hablarle con cariño al menos una o dos veces al día. Conviértelo en un hábito y que sea para toda la vida (el niño lo agradecerá).

EL BEBÉ MUSICAL

No se trata de un nuevo muñeco que cante o baile, no. Se trata de un bebé al que se le ha acostumbrado a la música desde el principio de su crecimiento in utero. Tocar algún instrumento o cantar para él es una forma de estimulación temprana. Bach, Vivaldi, el jazz, el country, la música pop y hasta el rhythm & blues son una buena opción para introducirle al maravilloso mundo de la música. Recuerdo un concierto de Prodigy al que fui estando embarazada de uno de mis hijos. Creo que al bebé le encantó porque no paró de moverse y de dar patadas durante todo el concierto. Desde luego, todavía era demasiado pronto para saber si el niño tendría dotes para ingresar en la academia de Operación Triunfo...

La música estimula el cerebro (todavía en desarrollo) del bebé. Las nanas son incluso más efectivas que cualquier otro estilo de música. Está comprobado que la combinación de tu voz con la melodía tiene un efecto calmante en el bebé. No hace falta que seas Pavarotti, ni la nana tiene por qué estar en el «top 40» de canciones de cuna. Precisamente todos mis hijos se fueron a dormir durante varios años con un tema de «Los Carpenters» que su madre les cantaba al oído (y menos mal que los bebés también saben perdonar...).

CALMA Y «KARMA»

La relajación y la meditación también son dos buenas alternativas para comunicarte con el bebé. Prueba a hacer el siguiente ejercicio:

Centra tu atención en el niño. Ponte ropa cómoda y siéntate sobre un cojín o sobre la cama. Túmbate encima de papá y que él te rodee con sus brazos y coloque sus manos sobre tu vientre. Respira profundamente y libera la tensión acumulada a lo largo del día. Cierra los ojos e imagina al bebé dentro de ti, envuelto en su manto protector. Trata de visualizar cómo el líquido amniótico acaricia el cuerpo del niño como si fuesen tus propios dedos. Dile lo mucho que le quieres y lo cerca que te sientes de él (y de tu pareja). Acurrúcate en el regazo de papá e imagina que el bebé acaba de nacer y por fin lo abrazas y acaricias su piel rosa y suave. Mantén esa imagen durante un rato. Luego, recupera un poco la noción del espacio y del tiempo y, finalmente, abre los ojos.

La frase

«La calidad de la relación entre papá y mamá determina la calidad de la futura relación entre padres e hijos».

JOHN CONDON, profesor de Psiquiatría, Universidad de Flinders (Australia)

¿Cuál es tu duda?

P Según he leído, mis sentimientos afectan al bebé. Eso es algo que me preocupa porque los cambios de humor son muy frecuentes en mi últimamente. ¿Estaré perjudicando al niño?

R *No tiene por qué. El niño nota si estás estresada, pero eso no significa que tengas que preocuparte por él cada vez que lo estés. De hecho, algunos investigadores han llegado a afirmar que los altibajos anímicos de la madre sirven de entrenamiento al niño para la vida en el exterior. Así que no te sientas culpable ni te tortures pensando que vas a desequilibrar al bebé por culpa de tu inestable estado de ánimo. Es completamente normal.*

P A veces me siento un poco ridículo abrazando la barriga de mi pareja. ¿De qué vale hacerlo?

R *El sentido del tacto del bebé le permite notar las paredes del vientre materno y la temperatura cálida del líquido amniótico que lo envuelve. Cada vez que se mueva o dé patadas, abraza y acaricia la barriga de tu pareja. Eso reconfortará al niño y, mientras, tú te irás familiarizando cada vez más con esa «personita» de carne y hueso. En vez de abrazar la barriga, puedes embadurnarla de aceite o crema. Eso calmará al niño y, por su puesto, a la madre. Lo sé por experiencia...*

17

Embarazadas al borde de un ataque de nervios

También tendrás que soportar los denominados «males menores» del embarazo.

A veces un simple ardor de estómago puede convertirse en algo más que una molestia...

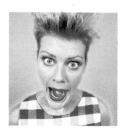

IR O NO IR (AL WC...)

Durante el embarazo te darás cuenta de que tu aparato digestivo te la juega en numerosas ocasiones. Los ardores de estómago o el estreñimiento (y, con un poco de mala suerte, las dos cosas a la vez...) son molestias típicas que afectan a las embarazadas. Las mismas hormonas que garantizan el buen desarrollo del embarazo ralentizan el paso de la comida y los desechos a través del tracto intestinal, de modo que, para acelerar ese proceso, es bueno ingerir mucha fibra y beber mucho líquido. El ejercicio físico (pasear o nadar, por ejemplo) también sirve para estimular el intestino además de ayudar a hacer la digestión.

En marcha

No es que, a partir de ahora, tengas que atiborrarte de cereales; simplemente, inclúyelos en tu dieta diaria.

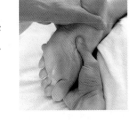

■ Alimentos ricos en fibra (pan, pasta, etc.).

■ Frutas (incluyendo los frutos secos).

■ Verduras.

■ Seis vasos de agua al día como mínimo.

El estreñimiento provoca la aparición de hemorroides (o «almorranas»). Durante el embarazo aumenta el volumen de sangre y, como consecuencia, los músculos y las paredes musculares de las venas se relajan; esto significa que la sangre fluye más lentamente, lo cual provoca la aparición de venas varicosas en las piernas, la vulva o el recto. Así que ya sabes: los hormigueos y los picores a veces impedirán que te puedas sentar cómodamente.

Si tienes hemorroides, intenta aliviarlas con el siguiente remedio casero:

Fabrica una compresa rellenando una bolsita de plástico (o un poco de «film transparente» de cocina) con una cantidad pequeña de guisantes congelados y envuélvela luego en una toallita para bebés. Presiona sobre la zona afectada y no olvides tirar cada bolsita a la basura (no al váter) después de usarla; si no, alguien podría toparse con una sorpresa un tanto desagradable después de la cena...

Otra alternativa consiste en empapar una compresa sanitaria en hamamelis, planta que activa la circulación y alivia las varices y las hemorroides, y aplicarla sobre la zona afectada. Lavar la zona con jabón de aloe vera o con agua fría y un poco de sal marina diluida también pueden ser remedios efectivos.

ME ARDE...

El ardor de estómago puede llegar a convertirse en algo más que un mal menor durante el embarazo. El feto está creciendo y la presión que ejerce sobre tu vientre aumenta. No obstante, son las hormonas, una vez más, las responsables: estas se encargan de relajar el músculo que normalmente retiene los ácidos, provocando así el ardor de estómago.

Intenta aliviarlo ingiriendo poca cantidad de comida varias veces al día; el estómago vacío puede causar estragos pero las comidas pesadas pueden hacerte sentir como una serpiente que se acaba de tragar un ciervo...

Hay alimentos nada recomendables como las especias, la carne, la fruta muy ácida y, así, una lista interminable. Sustitúyelos por otros menos dañinos. Chupar hojas de menta o hierbabuena puede ser un buen remedio para aliviar los ardores.

Evita tumbarte después de comer ya que eso estimula el reflujo de los ácidos gástricos al esófago, provocando el denominado «reflujo gastro-esofágico» (RGE). Por la noche, procura utilizar varias almohadas o incluso elevar el cabecero de la cama para evitar la acidez estomacal.

No compres ningún medicamento sin antes consultarlo con tu médico. Sin ir más lejos, ciertos antidiarreicos no son aptos para las mujeres embarazadas. Y una cosa más: algunos antiácidos contienen mucho sodio, sustancia peligrosa para las personas con la tensión alta.

¿QUÉ ES ESA COSA VISCOSA?

Desde que estás embarazada es posible que hayas notado que las secreciones vaginales son más frecuentes. En parte se debe a una mayor producción hormonal pero también es consecuencia de un aumento del flujo sanguíneo en la zona genital. Si la secreción es de textura poco densa, transparente o blanca y no huele mal, no te preocupes porque es completamente normal y, de hecho, este tipo de secreción será cada vez más frecuente a medida que se acerca el final del embarazo. Las bragas de algodón son la mejor opción en estos casos. Si por el contrario prefieres utilizar una compresa o un «salvaslip», asegúrate de que no estén perfumados y de que permitan la transpiración; de lo contrario podrías desarrollar una infección por hongos.

No tomes duchas vaginales durante el embarazo. En casos muy aislados se han llegado a producir muertes por embolia debido al aire que se introduce en el sistema circulatorio durante este tipo de lavado vaginal.

Si notas picor en la zona genital y la secreción es espesa, cambia de color y huele mal, acude al médico ya que puedes haber desarrollado una infección vaginal por hongos relativamente frecuente en mujeres embarazadas conocida como «candidiasis vaginal».

Finalmente, una secreción acuosa o teñida de sangre suele ser un síntoma de que se han roto aguas y puedes correr el riesgo de tener un parto prematuro. En ese caso, acude al hospital enseguida.

¿Cuál es tu duda?

P Me sangran las encías cada vez que me cepillo los dientes. ¿Hay algún remedio para eso?

R *Esto ocurre porque el volumen de la sangre aumenta en general durante el embarazo, provocando la hinchazón de las encías y su posterior sangrado. Utiliza un cepillo de cerdas blandas y un enjuague bucal suave después de cada cepillado. Asegúrate de que tomas suficiente vitamina C (no te asustes, no es porque tengas escorbuto, pero la vitamina C estimula la cicatrización de los tejidos). Visita regularmente a tu dentista y no olvides decirle que estás embarazada antes de empezar ningún tratamiento.*

P Mi pareja lo ha probado todo: evitar lo picante, comer poco varias veces al día o beber mucha leche. Aún así, sigue con unos ardores de estómago terribles. ¿Existe algún remedio natural para eso?

R *Hay muchos. Pero antes de probar ninguno deberíais consultar a un especialista en medicina natural o «naturopatía» para aseguraros de que la planta o el remedio en cuestión no está contraindicado en el embarazo. Tu compañera también podría probar otros remedios caseros como, por ejemplo, el yogur natural, masticar almendras crudas y triturarlas bien antes de tragárselas, o tomar papaya después de las comidas (la papaya contiene una enzima que ayuda a la digestión). De todos modos, para que el remedio sea efectivo, debe ser constante y no abandonar a la primera de cambio (si no, no le dará tiempo a notar ninguna mejoría). También podrías prepararle de vez en cuando un batido de leche y yogur natural para aliviar el ardor de estómago; no es que sea infalible pero ayuda. Lo más importante es que ella se sentirá complacida y mimada y te lo agradecerá. Y ¿quién sabe? Igual te devuelve el detalle preparando tu bizcocho favorito...*

18

Medicinas alternativas: ¿mito, magia o ciencia médica?

Muchos de nosotros usamos las terapias complementarias como tratamiento en nuestro día a día. ¿Por qué no servirse de ellas durante el embarazo y el parto? ¿Qué beneficios aportan y cuáles son las más saludables?

Después de consultar a un profesional cualificado y con suficiente experiencia en el campo de la obstetricia, te darás cuenta de que las terapias complementarias (también «medicinas alternativas») no suponen ningún riesgo para las embarazadas.

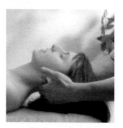

HOMEOPATÍA

El homeópata, en líneas generales, se preocupa por el estado tanto físico como emocional del paciente. De acuerdo con esto, se podría decir que la homeopatía trata al individuo más como persona que como paciente que presenta una serie determinada de síntomas y requiere alguna clase de medicación.

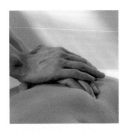

Yo fui al homeópata cuando estaba embarazada de mi hijo. Aunque me encontraba bien físicamente, estaba bastante estresada (el año anterior había tenido un parto complicado y el bebé nació muerto) y necesitaba toda la ayuda posible para recuperar la confianza en mí y poder así sobrellevar un nuevo embarazo con tranquilidad. Mi terapeuta me preparó un «kit de embarazo» con las instrucciones para utilizar cada medicamento. Volví más adelante para comentarle cómo me había ido con el tratamiento y para pedirle un «kit para el parto» en el que incluyó unas pastillas de aconita para evitar la ansiedad y los ataques de pánico en el momento de dar a luz. En resumidas cuentas, mi experiencia con la homeopatía fue muy satisfactoria y, por ello, no dudaría en recomendársela a todo el mundo. Lo digo de corazón.

Una buena idea...

Fabrícate tu propio «kit» homeopático para el posparto. Debería contener árnica en pomada o tintura para los moratones, y crema de caléndula, que se utiliza para aliviar el escozor de los pezones maternos y del culito del bebé. ¡Pruébalos y comprobarás lo eficaces que son!

AROMATERAPIA

Una sesión con el aromaterapeuta será suficiente para que tu compañero y tú aprendáis algunas técnicas de masaje con aceites que podéis emplear durante el embarazo y el parto. Para ello se utilizan sustancias puras o esenciales que se obtienen de ciertas plantas y que puedes inhalar, diluir en el aceite para masajes, o añadir directamente al agua del baño. La aromaterapia también sirve para tratar las afecciones más comunes y, empleándola desde una perspectiva más holística, puede servir de tratamiento antifatiga y antiestrés.

FITOTERAPIA

La fitoterapia, ciencia que estudia la utilización de las plantas con finalidad terapéutica, es un tipo de medicina natural; pero eso no quiere decir que sus métodos sean totalmente inofensivos durante el embarazo. Debes consultar a un fitoterapeuta cualificado antes de empezar ningún tratamiento. El té hecho a base de raíz de jengibre y hojas de menta sirve para prevenir las náuseas y el ardor de estómago, por lo que te será muy útil durante el embarazo. Sin embargo, otras plantas que se vienen empleando desde tiempos inmemoriales para tratar dolencias típicas de las embarazadas y afecciones comunes en los niños durante el crecimiento, deberían utilizarse con más precaución, ya que no todas son inocuas.

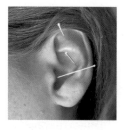

Estando embarazada de mi segundo hijo, que nació en casa, la matrona me sugirió que tomase té de hojas de frambuesa cuando se fuese acercando la fecha del parto, pues era una remedio empleado tradicionalmente para preparar el útero materno. Sin embargo, si lo hubiese tomado al principio del embarazo, podría haberme provocado un aborto, ya que la planta en cuestión se utiliza para estimular las contracciones. Moraleja: ¡nunca te automediques sin antes consultarlo con un especialista en la materia!

OSTEOPATÍA

Durante el embarazo, el cuerpo de la mujer adquiere una postura distinta y los ligamentos se relajan debido a los cambios hormonales. Esos cambios provocan, a su vez, achaques de diversa índole que pueden hacer de tu día a día un auténtico calvario. La osteopatía es un sistema de diagnóstico y tratamiento que permite curar dolencias o lesiones a través de la manipulación de las distintas partes del cuerpo, especialmente el cuello, la zona lumbar, las articulaciones de la pelvis, los hombros, las rodillas y los pies.

REFLEXOLOGÍA

Según esta terapia (también conocida como «masaje zonal»), algunas zonas de la planta de los pies y de las manos denominadas «áreas reflejas» o «zonas» representan todas y cada una de las partes y órganos corporales. Presionando sobre ellas y masajeándolas se pueden obtener resultados terapéuticos; dicho de otro modo, si al manipularla, una determinada zona refleja duele, eso significa que el órgano al que está vinculada puede estar afectado por alguna dolencia.

Un reflexólogo experimentado es capaz de diagnosticar y tratar cualquier problema simplemente con masajear y manipular determinadas zonas de los pies y las manos. Asistir a una terapia de reflexología regularmente durante el embarazo puede ayudarte a soportar mejor los dolores del parto.

ACUPUNTURA

La acupuntura parte de la idea de que existe un flujo vital de energía («qi») en el cuerpo. Esta energía fluye a través de canales («meridianos») que, a su vez, están unidos a los diferentes órganos. Para que una persona se encuentre bien de salud, la energía debe fluir libremente. De lo contrario, el acupunturista empleará una serie de métodos para estimular ciertos puntos localizados en los meridianos y eliminar el dolor que impide que la energía fluya sin obstáculos.

Para aliviar el dolor, se puede presionar simplemente con los dedos sobre las zonas afectadas, aplicarles un masaje o introducir agujas. También se emplea la termoterapia o «moxibustión», tratamiento que consiste en aplicar calor en las zonas afectadas. Además, la acupuntura se usa como método para inducir el parto en los casos en que la embarazada ya está cumplida, y hasta algunos expertos la emplean para conseguir que el feto salga de nalgas. No obstante, hay ciertas zonas de tu cuerpo que no deberían ser manipuladas durante la gestación, de manera que, antes de empezar una terapia, dile al especialista que estás embarazada.

¿Cuál es tu duda?

P   Bebo bastante té verde. ¿Es bueno o malo para el bebé?

R   *Beber demasiado té puede tener efectos negativos durante el embarazo ya que el té contiene teína. Se ha demostrado que consumir en altas dosis el estimulante que se encuentra en el café, la cola y el té verde es perjudicial durante el embarazo, dándose casos de partos prematuros, abortos, o bebés con bajo peso al nacer como consecuencia del consumo excesivo de cafeína por parte de la madre durante la gestación. Como precaución, quizás podrías sustituir el té verde por un té de hierbas más suave, como el de jengibre o el de menta.*

P   Me gustaría darle un buen masaje a mi pareja con aceites de aromaterapia ya que tiene dolores continuamente. ¿Qué productos me recomendáis?

R   *Antes de comprar, asegúrate de que el producto no está contraindicado en el embarazo pues hay muchos aceites peligrosos para la salud del bebé. Compra siempre esencias ya diluidas o, si lo prefieres, hazte del recipiente para mezclarlas tú en casa. Los aceites puros son demasiado fuertes para aplicarlos directamente sobre la piel. Hoy ya se pueden comprar kits específicos de aromaterapia para el embarazo y el parto, así que pide consejo en tu herbolario o busca por Internet alguna tienda de confianza.*

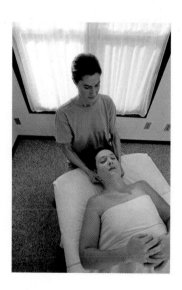

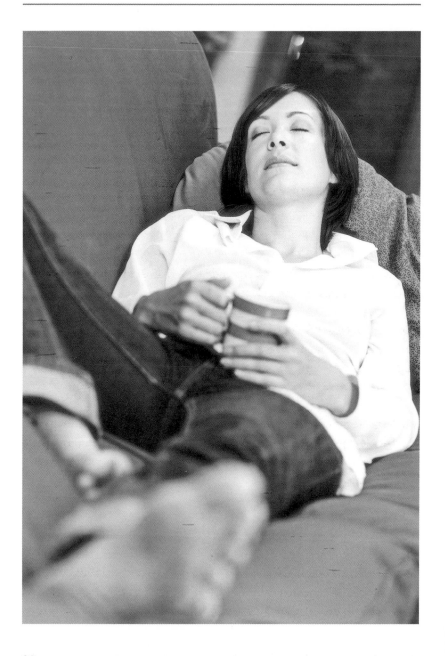

19

Inspira, expira...

Necesitas descansar de una vez. Aprende unos trucos para relajarte durante el día, tanto en casa como en el trabajo.

Aprender a relajarse es de vital importancia para una embarazada. Te ayudará a soportar mejor los dolores del parto y a sobrellevar con energía positiva las exigencias de tu nuevo rol de madre.

Mucha gente no sabe cómo relajarse, siendo esto algo tan importante para la salud desde el punto de vista físico y psicológico. Existe una gran variedad de técnicas de relajación que se pueden poner en práctica durante el embarazo y que, seguramente, les ayudarán a los dos a liberar el estrés del día a día.

RESPIRA HONDO

Una respiración adecuada ayuda a liberar la tensión y a equilibrar las pulsaciones. Practica la respiración rítmica tomando grandes bocanadas de aire y expulsándolo lentamente por la nariz. Pon la mano sobre el estómago para sentir cómo tu diafragma se hincha y se vacía. Esto te ayudará a centrarte en

ti
y a poner en orden (o a olvidar por completo) todo lo que tienes en la cabeza y que tanto te agobia.

FANTASÍA GUIADA

Un ejercicio estupendo que podéis practicar tu pareja y tú consiste en describir por turnos el lugar de vuestros sueños (puede ser real, como algún sitio al que hayas ido de vacaciones, o imaginario). El oyente debe ponerse cómodo y cerrar los ojos, imaginándose inmerso en ese idílico paisaje, mientras que el narrador tendrá que describir el lugar de la manera más sugerente posible (imágenes, sonidos, olores, texturas y sabores). También se puede incluir a un bebé en la descripción (quizás una playa o una jardín sean escenarios atractivos para ello). Con práctica, el juego de la fantasía guiada puede llegar a ser muy relajante. Si te cuesta inventar o describir el sitio en cuestión, utiliza una foto. Los folletos sobre lugares exóticos de vacaciones suelen dar muy buenas ideas.

EJERCICIO FÍSICO

Un poco de ejercicio siempre ayuda a sentirse mejor y a dormir bien por las noches. Procura hacer tus ejercicios al menos cuatro horas antes de irte a dormir o, de lo contrario, aún tendrás el pulso acelerado cuando te metas en la cama. El yoga es un tipo de actividad física holística y muy relajante, cuyos efectos durante el embarazo pueden ser realmente beneficiosos; no obstante, antes de apuntarte a ningún programa, asegúrate de que es específico para mujeres embarazadas.

MASAJES

Un masaje de un aromaterapeuta profesional puede hacer maravillas (pero no olvides decirle que estás embarazada). Aunque un masaje de tu pareja en los pies, el cuello, la espalda o la zona lumbar también puede merecer la pena.

La relajación progresiva de los músculos es una forma excelente de aliviar la tensión en cualquier momento del día y, además, sirve de entrena-

84

miento para el parto (quién sabe, las cosas se pueden complicar más de lo que una lo esperaba...).

Ponte cómoda. Ve al cuarto de baño y quítate todo lo que te apriete (ropa, zapatos, etc.). A continuación, túmbate en la cama o en el suelo, apoyando la cabeza sobre varias almohadas. En el tercer trimestre de embarazo, tendrás que tumbarte de lado rodeada de cojines. Tienes que estirar y relajar los músculos progresivamente, concentrándote en un grupo de músculos cada vez. No los tenses demasiado si no quieres acabar con un calambre. Empieza con los puños; luego, los antebrazos y, a continuación, los hombros. Abre la boca todo lo que puedas y desténsala. A continuación, coloca los labios como si fueras a darle a tu pareja un beso de cine y, después, relaja. Mueve la nariz a un lado y a otro. Relaja. Haz igual con la frente y los ojos. Tensa el cuello, después los hombros, y relaja. Intenta tensar el pecho (si es que te lo encuentras, claro...) y relajarlos. Tensa los gemelos. Relaja muy lentamente. Luego las pantorrillas y, por último, los pies (y mucho cuidado porque hacer movimientos circulares con los pies ¡suele acabar en tirón!).

DORMIR

La dificultad para dormir suele ser una molestia típica del final del embarazo (y es entonces cuando más se necesita descansar). La pesadez en las piernas, las idas y venidas al cuarto de baño o los sofocos pueden impedir que descanses bien por la noche. Utiliza almohadas para la barriga y la espalda. Yo descubrí que colocar una almohada entre las rodillas flexionadas me ayudaba a dormir mejor de lado (mi postura favorita, por cierto...). O quizás te interese probar esas almohadas con forma de cuña especiales para apoyar la barriga cuando duermas en posición fetal.

ALIMENTACIÓN

Está ya más que demostrado científicamente que la leche templada, al igual que ocurre con otros remedios caseros, ayuda a dormir. Por lo visto, el aminoácido L-triptófano que se encuentra en la leche aumenta los niveles de serotonina del cerebro, lo cual produce sensación de sueño. Si a los científicos se les hubiese ocurrido preguntarle a mi abuela, se habrían ahorrado millones en proyectos de investigación para descubrir lo bueno que es tomar leche templada antes de acostarse.

MEDICAMENTOS CON Y SIN RECETA

Nunca tomes pastillas para dormir durante el embarazo (ni con receta ni sin ella) sin antes consultarlo con el médico.

¿Cuál es tu duda?

P Siempre suelo poner los pies en alto para ver la tele y la verdad es que me relaja. ¿Por qué debería aprender otra técnica de relajación? ¿No es suficiente con eso?

R *Descansar el cuerpo es bueno, pero eso no implica que estés relajada al mismo tiempo. Las preocupaciones pueden hacer que, cuando descanses, algunas partes de tu cuerpo sigan estando tensas y tu mente siga saturada. Y la relajación no es más que eso: liberar la tensión y el estrés acumulados tanto en el cuerpo como en la mente. Además, ¡relajarse es necesario para la vida en general, no solo en el embarazo!*

P Me gustaría usar aceites aromáticos para el baño como parte de mi ritual de relajación pero me preocupa que alguno sea perjudicial durante el embarazo. ¿Cuáles puedo utilizar y cuáles no?

R *No todos los aceites esenciales son aptos para embarazadas. Así que antes de comprar ninguno, consúltalo con un aromaterapeuta o fitoterapeuta cualificado. No obstante, sí que hay aceites que puedes utilizar (por ejemplo, neroli, camomila romana, limón, sándalo, o mandarina) y que harán del baño una experiencia increíblemente aromática y relajante. Para ello debes mezclar bien el aceite esencial puro con un aceite base suave y luego verter muy poca cantidad de esa mezcla (2-4 gotas) en el agua del baño.*

20

Bebé a bordo

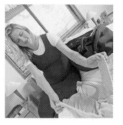

Si estás embarazada y te apetece viajar, aquí encontrarás algunos trucos y consejos muy útiles para que, estés donde estés, te sientas siempre cómoda.

Es muy propio de las primerizas pensar que se merecen disfrutar de las últimas vacaciones «exclusivas para parejas sin niños» mientras puedan. Pero debes saber que hay muchos obstáculos en el camino que debes esquivar...

El mejor momento para viajar durante el embarazo es el segundo trimestre (de la semana 14 a la 27 para ser más exactos), cuando, normalmente, la mujer se siente con más energía. Es el mejor momento porque el miedo a tener un aborto ya ha pasado (existe un mayor riesgo de aborto al principio del embarazo) y porque todavía no has llegado a la última fase de la gestación, en la que el temor a un embarazo prematuro suele apoderarse de la futura mamá.

SOLO SERÁ UN PINCHAZO...

Las vacunas contra enfermedades relacionadas con ciertos destinos turísticos como la hepatitis A, el tifus o la fiebre amarilla es mejor ponérselas antes del embarazo. No es que sean dañinas para el bebé, pero siempre es mejor prevenir y evitar riesgos innecesarios.

Averigua de qué tipo de servicios sanitarios dispone tu destino y, una vez allí, asegúrate de que hay un hospital cercano a tu alojamiento por si lo necesitaras. Lleva todos tus documentos sanitarios contigo (la tarjeta sanitaria, historial de embarazo, etc.).

Una buena idea...

Si necesitas asistencia médica durante las vacaciones, no olvides decir que estás embarazada. Por cierto, ¿sabes decirlo en el idioma que se habla en el destino que has elegido? Al menos, intenta aprender cómo se dice «embarazada».

También deberías comprobar si tu seguro de viajes cubre el embarazo. Es muy probable que tampoco cubra todos los gastos de equipaje, de modo que tendrás que pagar un «plus» a la hora de facturarlo.

EL TREN

El tren es uno de los medios de transporte más aconsejables para las embarazadas (digamos que es el más «sufrido»...). Hay muchos servicios (WC) y hasta vagón-restaurante con bufé. Aunque, quizás, merezca más la pena que te lleves tu propia comida y bebida para no sucumbir fácilmente a esas exquisiteces tan tentadoras envueltas en papel celofán que encontrarás en la cafetería.

EL BARCO

La mayoría de las líneas marítimas que ofertan cruceros no te permitirán viajar a menos que ya hayas cumplido la semana 26 de embarazo; así que estate atenta al calendario para que no se te pase la fecha... Antes de reservar los billetes, infórmate bien de todas las normas y prohibiciones para embarazadas que aplica la compañía en cuestión y averigua con qué tipo de cobertura médica puedes contar a bordo.

Si te afectan mucho las náuseas por la mañana, viajar en barco lo empeorará aún más; en ese caso, las «muñequeras de acupresión» pueden serte muy útiles. Fijar la vista en un punto en el horizonte también ayuda. No obstante, ya sabes que el segundo trimestre es el mejor para realizar tu ansiado viaje en barco (o en un crucero de lujo, quién sabe...).

Los barcos de mayor tamaño son más estables y, por tanto, te marearás menos. Una vez a bordo, intenta buscar un camarote cerca del centro del barco, ya que es el punto donde menos movimiento hay.

EL AVIÓN

La política de las compañías aéreas suele diferir en el tema del embarazo y los viajes en avión. Infórmate bien antes de hacer ninguna reserva y no olvides llevarte la documentación necesaria donde se muestre tu fecha prevista de parto.

Los asientos en el medio quizás sean los más recomendables, aunque los asientos del pasillo en la cabecera del avión también te permitirán tener más espacio libre. Levántate del asiento y date un paseo cada media hora más o menos; es muy aconsejable para prevenir la «trombosis venosa profunda» (TVP). Asegúrate de que tu cinturón esté siempre bien abrochado a la altura de la pelvis. Es probable que notes la deshidratación, especialmente en vuelos transoceánicos, así que no olvides llevar contigo agua mineral embotellada suficiente para todo el trayecto (no te confíes demasiado: a veces, los aviones se quedan sin provisiones de este tipo...).

EN EL COCHE DE PAPÁ

El coche es, quizás, el transporte más recomendable (incluso más que el tren) para viajar tanto al principio como al final del embarazo. Para empezar, puedes parar cuando te apetezca (se agradecen esas paradas para hacer «pipí»...) y, además, te permite ir sentada mucho más cómodamente que cualquier otro medio de transporte. Puedes ponerte el cinturón más bajo y apretarlo a la altura de las pantorrillas y, si estás conduciendo, puedes echar el respaldo del asiento hacia atrás hasta encontrar la posición adecuada. Por último, no olvides dejar siempre distancia suficiente entre el airbag y tú: si se abriese, el impacto podría dañar al bebé.

La frase

«Da igual el medio de transporte que elijas; lo más importante es que tengas espacio suficiente para moverte».

Dra. MARJORIE GREENFIELD.

Asegúrate de hacer las paradas necesarias para descansar (cada 2 ó 3 horas, si estás conduciendo). Como bien sabes, la fatiga y la sensación de sueño son típicas de la primera fase del embarazo; si a eso le sumas la somnolencia y el cansancio provocados por la conducción prolongada, tienes motivos más que suficientes para hacer las paradas reglamentarias.

¿QUÉ ME PONGO?

Es muy importante ir preparada para los cambios bruscos de temperatura ya que, en un breve espacio de tiempo, pasarás de un lugar frío (el aeropuerto, donde normalmente el aire acondicionado está «a tope») a otro más caluroso y bastante cargado (el autobús o la pasarela de embarque), hasta llegar finalmente al avión, donde el aire acondicionado volverá a hacer estragos. Para sobrellevar todo eso, es muy aconsejable que te pongas varias «capas» de ropa. Los tejidos que transpiran bien, como el algodón, son los más recomendables para viajar (es bueno llevar una sudadera o camiseta de manga larga de quita y pon, por ejemplo). Lleva también un gorro (o una gorra) para protegerte del sol y una crema protectora hipoalargénica de un factor elevado, si es que vas a un lugar cálido. Y procura no ir nunca demasiado abrigada. Los sofocos no son saludables.

LOS PIES POR DELANTE

«Antes muerta que incómoda...». Este debería ser tu lema cada vez que fueses de viaje. Los flotadores para apoyar los pies son estupendos, sobre todo si tienes los pies hinchados por el viaje o el calor. Utiliza siempre zapatos bajos de suela ancha, por ser los más cómodos y seguros (la sujeción es mayor así que no te preocupes por lo de perder el equilibrio...). Y a propósito del equilibrio: si quieres evitar patinar en el suelo de un aeropuerto, lleva siempre calzado con suela antideslizante.

COMIDA

Recuerda: no por estar de vacaciones puedes saltarte las reglas por las que se rige ahora tu dieta. Procura que la carne esté siempre muy hecha y que los lácteos sean pasteurizados. Asegúrate de que el agua (o los cubitos de hielo) provienen de una fuente fiable. Si te entra diarrea, bebe mucha agua mineral en botella para recuperar líquidos; si te sigues encontrando mal después de uno o dos días, ve al médico. Es probable que necesites seguir una terapia de rehidratación especial para embarazadas.

¿Cuál es tu duda?

P ¿Las embarazadas estamos exentas de las normas de seguridad de un aeropuerto o no? Me preocupa que el detector de metales o los rayos X perjudiquen al bebé...

R *Nadie está exento de eso (curiosamente hay traficantes de droga que se hacen pasar por embarazadas porque piensan que así se van a librar. Falso). El detector de metales no es malo para ti ni para el bebé y, en cuanto a la máquina de rayos X, sola-*

mente se utiliza para escanear el equipaje, no a las personas, de manera que al bebé no le pasará absolutamente nada.

P ¿Es bueno llevar medias especiales «anti-TVP» («trombosis venosa profunda») en el avión o no?

R *Si viajas en avión durante el embarazo, serás más propensa a que te salgan venas varicosas o incluso trombos, lo mismo que te pasaría si permanecieras muchas horas sentada en un coche o en un autocar. Esto se debe, por un lado, a los cambios hormonales que permiten que la sangre coagule con más facilidad y, por otro lado, a la presión que el bebé ejerce sobre las venas de tu zona pélvica. Las medias elásticas que venden en las farmacias para prevenir la TVP son un remedio efectivo para las embarazadas, pues estimulan la circulación y sirven para aliviar las venas hinchadas. A propósito, si has dado a luz recientemente, debes saber que la TVP sigue siendo un factor de riesgo importante. Durante el parto o la cesárea suelen dañarse algunas venas y eso podría desencadenar la enfermedad.*

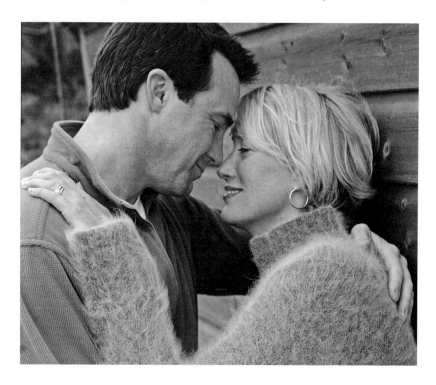

21

Consejos para ellos

Si quieres aprobar el examen para ingresar en la academia de «papás primerizos» con nota, antes deberás saber qué hacer y cómo. Pues estás de suerte; aquí encontrarás toda la información que necesitas para ser un «papá diez».

Advertimos: ahora tu pareja está más mimosa que nunca.

Ciertamente, yo lo estaba. Pero tengo la suerte de haberme casado con un hombre optimista y paciente, del que no tengo queja alguna. Hay muchas maneras de ayudar a una embarazada. Pero esta es la regla de oro: para que se sienta arropada, debes darle tu apoyo y hacerle saber que te preocupas por ella y que quieres atender cariñosamente todas sus necesidades. Eso lo valorará más que cualquier otra cosa que hagas.

TUS CUIDADOS

Si las náuseas son algo frecuente en tu pareja, prepárale una taza de té de menta o de jengibre o, si así lo prefiere, un té suave que se pueda beber regularmente. Sírveselos acompañados de un par de galletas dulces o saladas.

Aprende a dar masajes cuando ella los necesite. Un masaje en los hombros, la espalda, los pies, o incluso las manos, además de gratificante, supone un momento excelente para hablar y demostraros vuestro cariño. Recuérdale que es bueno para ella echarse siestas y descansar mucho siempre que pueda, especialmente los fines de semana. ¡Podrías llevarle el desayuno a la cama! Da igual que se trate de un simple café y una tostada, pero si en la bandeja pones un vasito con unas flores, conseguirás que ese momento se convierta en algo muy especial para ella.

Una buena idea...

No olvidéis nunca cómo conseguisteis al bebé. Sacad tiempo para cortejaros, disfrutad de cenas a la luz de las velas y, por supuesto, haced el amor sin prisas ni agobios... Regalaos flores y «detallitos tontos» y olvidad por un momento que solo sois «papá y mamá»; si no lo hacéis, pensaréis que el bebé os está robando vuestro tiempo incluso antes de haber nacido. Demostraos que no es así.

TU ATENCIÓN

Escúchala; eso significa tres cosas: atender, mirar a los ojos y contestar. No intentes ver la televisión o leer el periódico cuando te pregunte, porque entonces farfullarás cualquier respuesta y se dará cuenta de que la estás ignorando. Puede que sea para decidir el nombre del bebé (por trigésima vez...) pero ya sabes lo importante que es eso para ella (¡y para el niño!).

Y cuando te diga, «siente el bebé... me está dando paraditas», hazlo de corazón en vez de poner cara de resignación y quitar la mano a la mínima que el niño deje de moverse. Si te acostumbras a poner la mano sobre su vientre cada vez que estéis viendo la tele o echados en la cama, escucharás los latidos o los movimientos del bebé por ti mismo. Encuentra tiempo para acompañarla al hospital cada vez que tenga cita con el médico. Hay citas

muy importantes como por ejemplo la prueba del
ultrasonido a las que no debes faltar.

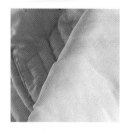

INFÓRMATE Y ENTRÉNATE

Intenta ver vídeos sobre partos con ella. Así no solo
conseguirás ser un futuro papá encantador e impli-
cado en todo el proceso; también te ayudará a entrenarte para los momentos más «peliagudos» del parto. Un «argggg... qué asco» a destiempo en el
momento de dar a luz puede llegar a ofenderla.

Intenta sacar tiempo para asistir con tu pareja a las clases de preparación
al parto. Te serán muy útiles para saber qué hacer durante el parto y compa-
recer en calidad de compañero informado y colaborador, y no como mero
espectador.

Las últimas semanas de embarazo suelen ser las más duras y debes estar
preparado. Procura que el depósito del coche esté siempre lleno y las maletas
hechas por si tenéis que salir disparados hacia el hospital. Encuentra tiempo
para hablar del plan de parto que ella ha preparado; así sabrás cuáles son sus
preferencias para ese momento tan delicado y especial. Y asegúrate de enterarte bien de todo para que puedas desempeñar sin problemas tu papel de
«portavoz» cuando ella esté demasiado ocupada dando a luz.

EL AMO DE LA CASA

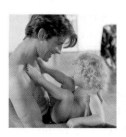

Tienes que hacerte responsable de la casa para que
todo vaya sobre ruedas. Ahora más que nunca debes ayudar en las tareas domésticas y en la cocina
(doy por supuesto que eres un hombre totalmente
nuevo porque, si no, no estarías leyendo este capítulo, ¿cierto?). Procura que el cuarto de baño esté
siempre limpio. ¿A quién le gusta vomitar en un váter sucio?

NOS VAMOS DE PARTO...

Busca información sobre el tema; así aprenderás a implicarte en el más increíble de los viajes que una pareja puede llegar a hacer nunca. Ten en cuenta que, para ella, serás su «entrenador» más preciado, su mejor intérprete y su portavoz cada vez que haya que tratar con el personal sanitario.

LA VUELTA A CASA

A los bebés no hay que tratarlos como a delicadas figuritas de porcelana. No te asustes cada vez que quieras coger en brazos a tu propio hijo. ¡No se va a romper! Y recuerda: lo único que no puedes hacer es darle el pecho. Todo lo demás (cambiar pañales, jugar, bañarlo, etc.) es asunto tuyo.

Anima a tu pareja a descansar hasta que se recupere del todo. Levántate por las noches para atender al bebé siempre que puedas. Llámala desde el trabajo para que vea que piensas en ella a todas horas.

También debes saber con quién puedes contar cuando necesites ayuda o apoyo (el médico, el médico visitante, la matrona, o el especialista en lactancia).

Los primeros días tu pareja tendrá muchos altibajos anímicos. Se paciente y dale apoyo. Dile que lo está haciendo muy bien y que está preciosa. Pero tampoco olvides darte un respiro cuando necesites desconectar. Lo de ser el «compañero perfecto» ¡es agotador!

¿Cuál es tu duda?

P Mi mujer es muy organizada y lo lleva mejor, pero a mí me aterra la idea de salir con el bebé a dar una vuelta (porque, además, me doy cuenta de que le dedico más tiempo a preparar al niño que a estar de paseo). ¿Va a ser siempre así?

R *¡Por supuesto que no! Además el niño no será un bebé toda la vida. De todos modos, mientras tanto, puedes empezar a acostumbrarte a ser organizado. Ten siempre cerca de la puerta de casa una bolsa preparada con todo lo imprescindible para el bebé, menos la comida (eso lo puedes meter al final). Justo antes de salir, comprueba el pañal y, con el niño en un brazo y la bolsa en otro, ¡todo está listo para irse de paseo!*

22

Aprendiendo a ser padres

¿Os habéis planteado qué clase de padres queréis ser? Es normal que estéis preocupados: ya no sois solo dos...

Os estáis preparando para una de las experiencias más intensas de vuestra vida. Es lógico que os asalten los miedos y las dudas: «¿Estamos preparados o no?». «¿Afectará esta decisión a nuestra relación de pareja?». «¿Qué pensarán nuestros padres?».

Cuando vas a ser madre por primera vez, estás tan convencida de que todo culmina con el parto, que ni siquiera te paras a pensar en cómo desempeñarás tu nuevo papel. Te pasas semanas decidiendo qué ropa o qué biberón comprar y, al mismo tiempo, intentas terminar de preparar la habitación del niño. Pero, con tanta actividad, seguro que ni tú ni tu pareja os habéis parado a pensar en lo que realmente supone el paso que ambos habéis decidido dar. Es un privilegio que tenéis y que no podéis desaprovechar. Gracias a los dos una nueva generación está en camino. Cada vez que penséis en ello, tendréis que enfrentaros a nuevos sentimientos y a emociones que antes se encontraban ocultas en algún rincón de vuestro subconsciente y a las que os tendréis que enfrentar a partir de ahora.

Una buena idea...

Intenta escribir un diario sobre tu experiencia como madre para llevar un registro de tus propias emociones. Puedes empezar a escribirlo durante el embarazo y anotar cómo te sientes, recuerdos de tu infancia o deseos y sueños que esperas que se cumplan con el bebé. Continúa con el diario después de que nazca el niño pero ten en cuenta que, entonces, escribir será mucho más esporádico que antes... Intenta plasmar en el papel todas tus frustraciones, tus miedos, tu rabia y, cómo no, tu felicidad. Y no hace falta que compartas el diario con nadie. Se trata de algo muy personal que no le interesa a nadie más que a ti.

PREPARACIÓN PSICOLÓGICA

Nadie nace sabiendo ser padre. Eso es algo que se aprende con la experiencia (y para aprender hay que equivocarse). Pero también es cierto que no somos unos completos novatos cuando llegamos a padres; tenemos el bagaje de la infancia, la referencia de nuestros propios padres, que nos educaron de una manera más o menos discutible, la experiencia de hacer amigos y cultivar las amistades y, ahora, la experiencia de amar a una persona y compartirlo todo con ella (un hijo, ni más ni menos). Y, por suerte, en el camino, también aprendemos a cuidarnos y a querernos a nosotros mismos.

Durante el embarazo e incluso después del parto volveréis a enamoraros de nuevo, pero esta vez de vuestro hijo. Sentiréis un amor que nunca antes habías sentido y que tendréis que aprender a cultivar. Nadie conoce la receta para ser el padre perfecto o la madre perfecta. Simplemente es algo que hay que trabajar día a día.

DE NIÑOS A PADRES

Piensa en tu infancia y en el trato que recibiste de tus padres la mayor parte de las veces. ¿Cómo fue el trato? ¿Cómo te sentiste?

Intenta acordarte de algún momento feliz que pasaras con tus padres en la infancia. ¿Por qué fue feliz? Este ejercicio te ayudará a pensar en la clase de padre o madre que quieres ser. Intercambia impresiones con tu pareja al respecto. Puede que tengáis visiones muy distintas de lo que implica ser padre (por ejemplo, uno puede tender más a la rigidez y el otro a la permisividad). Pero lo verdaderamente importante es que aprendáis a dialogar, aunque no estéis muy acostumbrados a hablar con tanta intimidad. Merece la pena intentarlo. Además, el que más se beneficiará de ello será vuestro hijo. A partir de ahora, tu pareja y tú formáis un equipo (papá y mamá) y necesitáis apoyaros el uno al otro para poder enfrentaros a la difícil pero no menos maravillosa tarea de ser padres.

Los que van a ser padres por primera vez y, en especial, las madres, siempre suelen ponerse el listón muy alto, llegando a formarse unas expectativas poco realistas sobre el nuevo papel que les tocará desempeñar. Los medios de comunicación nos bombardean y nos recuerdan continuamente que vivimos en la «cultura del éxito» y del «tanto tienes tanto vales»; esto quiere decir que si no se consigue el éxito profesional a una edad determinada, a uno se le considera un fracasado. Y, por si fuera poco, la sociedad actual parece exigirle a la mujer demasiado, casi obligándola a ser una «superwoman»: tiene que estar atractiva los 365 días del año, debe destacar en su profesión y, aún así, le debe sobrar tiempo para dedicarse a la casa y a la familia. Parece matemáticamente imposible hacer todo eso en 24 horas, lo digo de verdad. Se supone que tenemos que ser expertas en todo (y a menudo no nos sentimos satisfechas y nos exigimos más, y más...). Aprende a quererte. De lo contrario, tu familia y, sobre todo, tu bienestar emocional se verán afectados. Habla con otros padres y te darás cuenta de que la inseguridad es algo muy natural cuando se está empezando. Cuando tuve a mi primer hijo a los veintiún años, recuerdo sentir pánico al entrar por primera vez con el niño en casa. ¿Toda la responsabilidad tenía que recaer sobre mí? No tenía ninguna experiencia con los niños. A mi hijo le había caído la bendición de tener una madre totalmente novata. El aprendizaje pasó por momentos difíciles pero, al final, lo conseguimos. Ahora mi hijo tiene diecio-cho años y es un joven esbelto, encantador, divertido y seguro de sí mismo.

La frase

«Dar el paso de mujer a madre es complicado... Convertirse de repente en madre es el culmen de la madurez, aunque lleva tiempo acostumbrarse y sentirse segura en el nuevo papel».

LISA GROEN BRANER, escritora.

¿Cuál es tu duda?

P Tuve una infancia infeliz. Aunque ya he pedido consejo, todavía me preocupa la idea de no ser una buena madre para mis hijos. No se cómo debe actuar una buena madre (sin contar, claro está, con esos «telefilms» engañosos en los que la mamá prepara galletas de chocolate a sus hijos y nunca se enfada). ¿Qué me aconsejáis?

R *No te asustes por cometer errores. Lo importante es que tu pareja y tú sigáis estan-do unidos e intentéis inculcarle vuestra unión y cariño al bebé. Si conoces a alguna amiga que para ti sea lo que se dice de verdad una «buena madre», acude a ella y utilízala como «mentora» de manera extraoficial. Observa cómo ejerce su papel de madre y hazle preguntas. Cada vez que tengas un problema, seguro que podrá orientarte ya que ella probablemente habrá pasado por algo similar.*

P Mi pareja cambia cuando está delante de sus padres. Se comporta como una niña mimada y se enfada por tonterías. ¿Por qué le ocurre eso y por qué me molesta tanto?

R *Mucha gente cambia cuando están sus padres o sus hermanos delante. Adoptamos patrones de conducta aprendidos en nuestra infancia (por ejemplo, «el listo», «el raro», o lo que sea...) y nos metemos en el papel que nos tocó desempeñar en casa. Es probable que no estés acostumbrado a ver a tu pareja comportarse así muy a menudo y por eso te molesta. De todos modos, sé tolerante y trata de no burlarte de ella en esos momentos. Puede que tú también actúes de manera diferente delante de tu familia, ¿no es así?*

23

Embarazo y trabajo: compañeros de fatigas

Tendrás que enfrentarte inevitablemente a la fatiga y al estrés provocados por el trabajo. ¿Sabes cómo puedes organizar tu día y rendir más sin llegar a extenuarte?

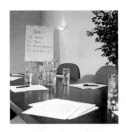

Puede que te preocupe el qué dirán en el trabajo ahora que estás embarazada y por eso prefieras guardar la exclusiva para ti. No obstante, debes saber que la fatiga y las náuseas pueden hacerte pasar malos ratos que no serás capaz de ocultarlas por mucho tiempo...

A medida que tu barriga crece, tu preocupación aumenta: «No seré capaz de atender a mi trabajo como antes...». No te equivoques porque, ¿para qué están los compañeros?

Es posible sobrellevar la fatiga y las náuseas en el trabajo (aunque siempre notarás que te cansas un poco más de lo normal...). Llevar una alimentación sana y descansar en los ratos libres, siempre que sea posible, te ayudará a reponer fuerzas y a combatir mejor el estrés del trabajo. Si puedes, intenta evitar la hora punta de la mañana y de la tarde. Pregunta a tu jefe si te permitiría salir un poco más temprano de lo habitual o si te dejaría trabajar desde casa algunos días.

Una buena idea...

Busca en la web más información sobre los riesgos laborales durante el embarazo. El sindicato también te puede asesorar acerca de tus derechos y la seguridad en el trabajo.

Si las náuseas y los vómitos se convierten en un problema, tendrás que hablar con el jefe. Antes de decirle nada, piensa bien qué es lo que quieres conseguir (¿un poco de comprensión o un horario más flexible hasta que pase lo peor?). Si de verdad estás mal, ve al médico. Puede que necesites una baja por enfermedad hasta que te sientas mejor. Pero no olvides dejar muy claro que eres una persona responsable con tu trabajo y que lo tendrás listo tarde o temprano (te costará el doble de esfuerzo, pero lo harás). Tu jefe querrá saber que eres una «profesional», no una «quejica»...

Bebe mucha agua (puedes llevarte una botella de casa y meterla en el frigorífico de la oficina) y orina siempre que lo necesites; el «aguantarse» mucho las ganas suele acarrear infecciones.

Intenta combatir el estrés como puedas. Por ejemplo, salir de la oficina a dar un paseo en el descanso o practicar ejercicios de relajación y respiración pueden ayudarte a desconectar y liberar tensiones.

RIESGOS EN EL TRABAJO

Si tu trabajo requiere mucho esfuerzo físico (levantar cargas, estar muchas horas de pie, o similar), entonces pregunta a tu jefe si te podría asignar temporalmente una tarea menos dura. Si no es posible, cuéntale al médico en qué consiste el trabajo y las obligaciones que conlleva y hazle saber que te preocupa que tu actividad profesional repercuta negativamente en el embarazo. Ponte en contacto con tu representante de salud y seguridad en el trabajo e intenta llegar a un acuerdo. La tensión alta o un parto prematuro son riesgos que corres si realizas un esfuerzo excesivo en tu trabajo. Así que ten mucho cuidado.

Si tu trabajo conlleva el estar en contacto con sustancias químicas que puedan ser dañinas para el bebé, debes cambiar de actividad rápidamente. De hecho, sería mejor que te asignaran otra tarea antes de quedarte embarazada (auque eso no será siempre posible). Si no lo haces, te arriesgas a que el bebé presente malformaciones o incluso nazca muerto. El plomo, el mercurio, muchos disolventes y hasta radiaciones son algunas de las sustancias que pueden dañar al feto. Pídele a tu jefe información sobre cualquier sustancia peligrosa a la que estés expuesta en tu trabajo. Existen leyes que exigen a los jefes que velen por la salud y la seguridad de sus empleados, entre los que probablemente hay (o habrá) futuras mamás.

Si tienes compañeras que hayan tenido hijos recientemente, quizás merezca la pena tantear el terreno y conocer su experiencia en el trabajo durante y después del embarazo. ¿Quién mejor para asesorarte que alguien que trabaja contigo y que ha pasado por lo mismo que vas a pasar tú?

Pregúntale:

- Cómo reaccionó tu jefe al enterarse de que estaba embarazada.
- Cómo se puede ser profesional y rendir a la vez durante el embarazo.
- Si fue capaz de conseguir un horario más flexible.
- Cómo puede compaginar el trabajo y la familia y si tiene algún truco para ello.

¿Cuál es tu duda?

P No tengo muy claro cómo funciona lo de la baja por maternidad, ni si recibiré o no un sueldo durante la baja. ¿Dónde puedo informarme bien sobre mis derechos?

R *La forma más directa de enterarte sería a través de tu sindicato o de tu jefe. Y, prestad mucha atención, «papás»: ya va siendo hora de que os informéis sobre los derechos que os corresponden por paternidad como la «baja paternal».*

P Me preocupa que mi jefe se tome a mal que le pida unos días de baja por no encontrarme muy bien. ¿Qué debo hacer?

R *Tu salud y la salud de tu bebé son lo primero. De todos modos, cuando se trate de males menores, coméntalos con compañeros de confianza en vez de airearlos delante de tu jefe; eso podría dañar tu imagen profesional. No tienes que ser «superwoman» pero debes ser consciente de que es mejor hablar en privado de asuntos tales como las encías sangrantes o los sofocos. Sin embargo, si tienes problemas que de verdad están afectando a tu trabajo y a tu salud como las varices, los mareos o la fatiga constante, no dudes en hacérselo saber a tu jefe. Puede que decida ayudarte temporalmente a aliviar esos problemas.*

24

¿Quién se queda con los niños?

¿Reincorporase al trabajo, trabajar desde casa o, simplemente, no trabajar para dedicarse de lleno al bebé?

Quizás aún no has decidido qué hacer cuando nazca el niño. Hay muchas opciones posibles...

PADRES A «TIEMPO COMPLETO»

Yo decidí quedarme en casa y dedicarme a mis hijos hasta que empezaran el colegio. Para financiarme, trabajaba por las noches y desde casa. Sentía la necesidad de disfrutar de mis hijos siendo bebés, ya que es una etapa que dura muy poco tiempo. La clave está en hacer lo mejor para ti y para tu familia. En algunas familias incluso es «papá» quien se queda con los niños cuando estos son muy pequeños...

TRABAJAR DESDE CASA

Ahora trabajo siempre desde casa. Creo que se puede llevar bien si uno es disciplinado y entra en el despacho todos los días. Esta opción me permite una gran flexibilidad; de hecho, nunca tengo que perderme una obra de teatro ni una exhibición deportiva de los niños. En definitiva soy yo la que está al tanto de todo lo relacionado con el colegio. Y eso es algo muy importante de lo que deberíais haceros cargo al menos uno de los dos, siempre y cuando el trabajo os lo permita (otra opción es que trabaje uno solo mientras el otro se ocupa de los niños...).

TRABAJAR A TIEMPO PARCIAL

El trabajo a tiempo parcial te permite disfrutar de lo mejor de los dos mundos: tu profesión y tus hijos. No obstante, muchas mujeres que han escogido esta opción han terminado trabajando prácticamente a tiempo completo por un sueldo de un TP (tiempo parcial). Intenta que no te pase a ti lo mismo.

Una buena idea...

¡Organízate! Haz la siguiente prueba: cronometra el tiempo que tardas en ir y volver del trabajo a casa (hazlo de forma realista) y no olvides dejarle preparada a la cuidadora la bolsa con todo lo que necesita el bebé (la ropa, los pañales, la comida, y algunos juguetes) la noche antes para ganar tiempo.

TRABAJAR A TIEMPO COMPLETO

Puede que decidas trabajar a tiempo completo por motivos profesionales o porque es lo que realmente quieres hacer. Si solo lo haces por motivos económicos, entonces piénsatelo con calma. Cuidar de los niños, por absurdo que parezca, requiere mucho esfuerzo; si a eso le sumas un trabajo a tiempo completo, entonces es muy probable que acabes más estresada que nunca. En conclusión, si tienes que trabajar, que sea porque necesitas el dinero para mantener a tu familia, no para conservar ese alto nivel de vida que te permite disfrutar de vacaciones todos los veranos y de coche nuevo cada dos años. Olvídate de eso, al menos hasta que los niños estén en edad de ir al colegio.

REINCORPORACIÓN AL TRABAJO

Muchas madres se reincorporan a los seis meses de dar a luz aproximadamente. Y curiosamente, pero por desgracia, es a los seis meses cuando el bebé empieza a extrañar más a su madre. Volver al trabajo después de haber estado haciendo de madre a tiempo completo durante seis meses supone un cambio muy brusco para el niño, así que es mejor hacerlo gradualmente y no de golpe. Con esto me refiero a que, por ejemplo, la cuidadora (o el cuidador...) podrían empezar poco a poco y tú quedarte durante la primera visita y, en la siguiente, irte unas horas al trabajo y luego volver. Nunca intentes escaparte. Eso le haría sentir inseguridad a tu bebé. Dile adiós y que volverás muy pronto, dale un beso y abrázalo. Crea un ritual de despedida (y también de bienvenida para cuando vuelvas del trabajo) en el que el niño pueda participar pronto mandándote besitos o saludando con la manita para decir hola y adiós.

OPCIONES PARA CUIDAR DE LOS NIÑOS

Por desgracia, es muy raro que un jefe te ofrezca amablemente una guardería para el niño. Así que solo te quedan las siguientes alternativas:

Familiares

Los abuelos suelen ser la opción más económica y segura. Pero no te aproveches demasiado. Hazles saber lo mucho que les quieres y recuérdales lo indispensables que son para ti y para el niño.

Cuidadores infantiles

Los cuidadores infantiles atienden a los niños desde su propia casa. Es una opción fiable ya que están sujetos a inspecciones y a frecuentes controles de seguridad; el coste puede variar mucho de unos a otros (así como la calidad de los cuidadores; pero eso también pasa con las «mamás», ¿no crees?). Algunos cuidadores infantiles ofrecen unos programas de actividades tan estupendos que a muchas madres nos dejan «a la altura del betún» en lo que a actividades pedagógicas se refiere. Consigue una lista de los cuidadores infantiles o de los servicios sociales que oferta el ayuntamiento de tu ciudad y pregunta a los cuidadores locales si tienen alguna vacante.

Guarderías

Para empezar, hay guarderías privadas y guarderías públicas financiadas por el gobierno local o estatal. Algunas son parte de las instalaciones exteriores de algún colegio y admiten bebés desde los 0 hasta los 12 meses. No obstante, suelen ser más caras que los cuidadores infantiles y el entorno en el que se encuentran no es tan íntimo ni tan familiar.

Niñeras o «canguros»

La niñera o «canguro» es una opción cara pero útil si se tiene más de un hijo. Quizás tú y otra familia podáis compartirla y así os resulte más económico (o quizás te puedas permitir una para ti sola). No olvides pedirle que acredite su formación y experiencia con títulos y referencias de otras familias para las que haya trabajado.

Au pairs o empleadas del hogar

Si tus hijos ya están en edad escolar o si trabajas desde casa, contratar a una empleada del hogar o a una au pair no sería una mala idea. Aunque carecen de formación profesional en educación infantil o puericultura (es posible que tampoco tengan experiencia) y no se las puede dejar solas al cargo de bebés o de niños muy pequeños, las empleadas del hogar y las au pairs constituyen la mejor opción para las madres a las que les cuesta compaginar el trabajo (aunque sea desde casa) con la familia y las tareas domésticas.

¿Cuál es tu duda?

P Desde hace dos semanas vengo dejando a la niña con una cuidadora y no ha habido ningún problema, pero ahora empieza a llorar cuando ve que me marcho. ¡Socorro! ¡Estoy desesperada!

R *Si estás completamente segura de que no le pasará nada malo al bebé después del berrinche, pídele a la cuidadora que lo distraiga con otra cosa mientras tú te marchas a escondidas y que te llame después al móvil para que así te quedes tranquila del todo.*

P Me gustaría seguir dándole el pecho al niño después de volver al trabajo. Para entonces el bebé ya habrá cumplido los seis meses. ¿Es posible?

R *¡Por supuesto! Sé precavida y procura empezar a almacenar la leche materna a los tres meses de dar a luz. Puedes congelarla y guardarla para que te sirva de suplemento cuando vuelvas. Hay que darle tres tomas al día: una por la mañana, otra a mediodía y la última por la noche. Si extraes y almacenas tu propia leche, servirá para las tomas de la mañana, cuando tú no estés, aunque es probable que tengas que extraerte la leche en el trabajo hasta que tus pechos se acostumbren al nuevo ritmo de lactancia. Prueba distintas tetinas de biberones hasta encontrar una que el bebé no rechace. Las hay con forma de pezón especiales para niños que están siendo amamantados. Sin embargo, estas tetinas son útiles para que el biberón se lo dé al niño una persona que no sea la madre; si se lo diera ella, el bebé podría rechazarla al asociar a su madre con ¡la «tetina auténtica»!*

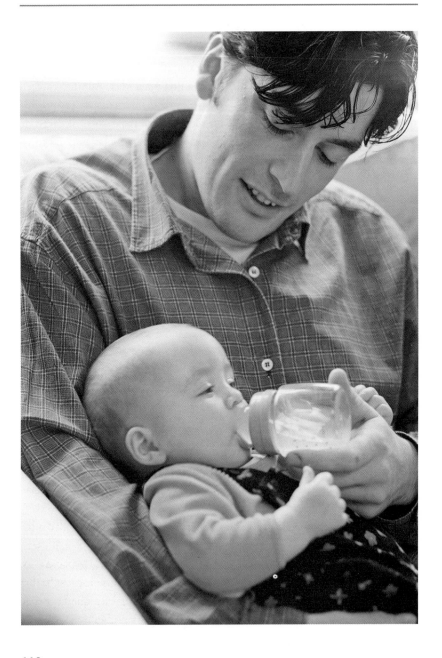

25

Pruebas... y más pruebas

Quedarse embarazada significa someterse a infini-
dad de pruebas médicas. Pero ¿para qué sirven exactamente las pruebas y cómo se puede evitar la ansiedad que conllevan?

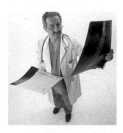

*A veces, tomar una decisión como «hacerse o no la prueba» puede ser com-
plicado.*

Las pruebas de diagnóstico prenatal se han convertido en una especie de
certificado de garantía del bienestar del bebé. No obstante, algunas de estas
pruebas son peligrosas y, por ello, debes saber qué hacer en el caso de que,
tras someterte a una de esas pruebas, surgiera algún problema que os afecta-
ra a ti o al bebé.

Uno de los principales problemas es la preocupación y la ansiedad a las
que estarás sometida mientras esperas los resultados. Te puedes llegar a sentir bloqueada, como si alguien le hubiera dado al botón de «pausa», y
puede que incluso no quieras saber nada del bebé hasta que los resultados
demuestren que se encuentra en perfecto estado. No olvides que las pruebas no son infalibles; cada una se realiza para comprobar algo muy específi-

co; por lo tanto, sacar conclusiones generales de los resultados obtenidos en una prueba concreta no sería muy realista por tu parte, como tampoco lo sería pensar que las pruebas son una garantía «cien por cien» del bienestar del bebé.

Al menos infórmate bien antes de someterte a ninguna prueba, tanto del procedimiento como de los riesgos que corres si por fin decides hacértela.

ULTRASONIDO

La prueba del «ultrasonido» (también «ecografía») permite crear una imagen del feto gracias al envío de ondas sonoras de alta frecuencia que reconocen las estructuras corporales del bebé.

Se usa para conocer la edad gestacional de la embarazada y diagnosticar posibles anomalías del feto. Entre la semanas 18 y 20 de gestación, el ultrasonido puede detectar la posición de la placenta y la cantidad de líquido amniótico. También podrás ver la columna, la cabeza, las extremidades, el corazón y otros órganos internos del feto en la pantalla.

ESTUDIO DE VELLOSIDADES CORIÓNICAS

Esta prueba de diagnóstico prenatal se realiza entre las semanas 10 y 12 de gestación. Se trata de una biopsia y consiste en introducir, bajo control ecográfico, una aguja en la piel de la pared abdominal hasta llegar a la placenta y extraer una muestra de las vellosidades coriónicas, que son las prolongaciones vasculares del corión (una membrana fetal externa) del embrión que intervienen en la formación de la placenta. Esta técnica permite diagnosticar ciertas anomalías como el Síndrome de Down pero no aporta información sobre algunos «defectos del tubo neural» (DTN) a los que se asocian determinadas malformaciones como la espina bífida.

El estudio de vellosidades coriónicas conlleva cierto riesgo de aborto espontáneo (entre el 2% y el 5%) y, además, algunos estudios lo han relacionado con defectos congénitos de las extremidades del feto.

AMNIOCENTESIS

El ginecólogo, siempre controlando el feto por medio de una ecografía, inserta una aguja a través de la pared abdominal hasta alcanzar el líquido amniótico, del cual se toma una muestra para analizar. El líquido amniótico contiene células del feto y su estudio puede servir para diagnosticar precozmente ciertas anomalías o malformaciones congénitas. Esta prueba se realiza entre las semanas 15 y 18 de gestación y los resultados pueden tardar en conocerse hasta cuatro semanas. Si decidieras abortar en ese periodo (de la semana 12 a la 15), sería una experiencia muy traumática además de dolorosa.

Aunque es raro, se han dado casos de amniocentesis que han producido daños en el feto. Solo entre el 1% y el 2% de las amniocentesis que se realizan provocan abortos. Nuevas investigaciones llevadas a cabo en un hospital demuestran que, gracias a la amniocentesis, se diagnosticaron 100 casos de Síndrome de Down en un año, aunque también fueron la causa de la pérdida o aborto de 400 fetos sanos.

La amniocentesis es una prueba molesta y es normal sentir calambres después de hacérsela. Así que pídete el día libre y descansa bien tras la prueba.

DETERMINACIÓN DE ALFA-FETOPROTEÍNA EN SUERO MATERNO («TRIPLE TEST»)

El «triple test» consiste en un análisis de sangre materna gracias al cual se realiza la cuantificación bioquímica de hormonas como la gonadotrofina coriónica (hGC), la alfa-fetoproteína (AFP) y el estriol no conjugado (uE3). La alteración de alguna de estas hormonas se relaciona con un mayor riesgo de malformaciones fetales. De hecho, los resultados de esta prueba y otros datos como la edad gestacional y la edad fetal permiten predecir embarazos con Síndrome de Down.

Si el feto presentara algún defecto del tubo neural como la espina bífida, los niveles de alfa-fetoproteína (AFP) en suero materno serían elevados. Si, por el contrario, los niveles de AFP en suero materno fueran más bajos de lo normal, probablemente estaríamos ante un caso de embarazo con Síndrome de Down. No obstante, los niveles elevados de AFP también pueden ser un síntoma de embarazo múltiple, mientras que los niveles bajos pueden indicar simplemente que el feto es más joven de lo que se había pensado en un principio.

No te asustes si el screening o monitorización del triple test parece indicar alguna anomalía; entre el 95% y el 98% de las mujeres que se someten al triple test y obtienen un resultado positivo dan a luz a bebés sin malformaciones. No te dejes llevar por el pánico. De lo contrario, actuarás impulsivamente y hasta accederás a someterte a pruebas invasivas como la amniocentesis, que en un principio habías descartado.

¿Cuál es tu duda?

P ¿Podríais darme más información sobre una ecografía muy específica denominada «translucencia nucal»?

R *Efectivamente se trata de una ecografía que evalúa cambios en los pliegues de la nuca del feto (translucencia nucal) y, gracias a la cual, se pueden detectar, ya entre las semanas 11 y 14 de embarazo, gestaciones sospechosas de Síndrome de Down. Si el feto presentara una capa de fluido gruesa en la nuca, eso podría ser un síntoma de Síndrome de Down; pero si la capa es más gruesa de lo normal, entonces te ofrecerán someterte a una amniocentesis para llegar a un diagnóstico más fiable.*

P ¿Qué mujeres son más propensas a dar a luz a niños con discapacidades?

R *Solo debes preocuparte si estás en uno de los siguientes grupos de riesgo:*

- *Si eres mayor de 35 años.*
- *Si en la ecografía se ha detectado algún problema.*
- *Si antes has dado a luz a algún hijo con discapacidad.*
- *Si en tu historial familiar se ha dado algún tipo de desorden genético.*

Pero recuerda que, aun perteneciendo a alguno de estos grupos, hay grandes probabilidades de que tu bebé nazca completamente sano.

26

Uno más en la familia

Tarde o temprano tendrás que darles la noticia a tus hijos. ¿Cuál es el mejor momento para hacerlo? ¿Cómo puedes conseguir que se impliquen en tu embarazo?

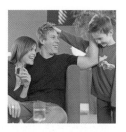

Después de tu pareja, quizás sean tus hijos a los que más te apetezca darles la noticia. Pero ¿cómo y cuándo? Todo depende de la edad y madurez de los niños.

Lo más importante es hacer que tus hijos se sientan parte del gran acontecimiento desde el principio. El bebé es tan tuyo como de ellos y es muy probable que tengan muchas preguntas, dudas y preocupaciones, además de una gran ilusión.

Los niños en edad escolar aprenden del embarazo a través de familiares, amigos y gente que ven en la calle. Los más mayores hasta puede que se interesen por el proceso (cómo se alimenta el bebé desde tu barriga, por ejemplo). Te preguntarán cómo ha llegado hasta ahí y cómo saldrá. Intenta tener preparada una estrategia por si esto ocurre, no sin antes consultarlo con tu pareja. Puedes hacerte de un libro con ilustraciones sobre el embarazo que te sirva de apoyo para explicarles a los niños el origen del bebé. Primero hazles preguntas para averiguar lo que ya saben y lo que les gustaría saber acerca del embarazo. No les bombardees con información para la que aún no estén preparados.

Una buena idea...

Compra camisetas lisas de bebé o de niño y dale una a cada uno de tus hijos. Hazte de pintura y ceras especiales para tela y pídeles a los niños que decoren su camiseta para el nuevo hermanito. Mientras pintan, anímales a que hablen de todo lo que se les ocurra acerca del bebé (lo que le dirán y lo que quieren enseñarle al más pequeño de la familia...). Graba los momentos más divertidos con la cámara de vídeo.

Utiliza un leguaje apropiado. Si le dices a tu hijo que el bebé está «dentro de tu barriga», se hará un lío pues pensará que el niño está envuelto en comida. No obstante, si le dices que el bebé está creciendo en el útero, un lugar específico en el cuerpo de la madre donde permanece el niño hasta que nace, lo entenderá mucho mejor.

Con los más pequeños la cosa no resulta tan sencilla. Te darás cuenta de que se olvidan fácilmente del hecho de que mamá está esperando un bebé y se siente un poco cansada o incluso mareada. No importa que ya se lo hayas dicho una vez; lo olvidarán al poco tiempo. Comenta el hecho de que un nuevo hermanito está en camino, pero solo de pasada, para despertar la curiosidad de los niños, e intenta relacionar el acontecimiento con alguna fecha señalada como las navidades o las vacaciones estivales para que tengan una referencia más clara y entiendan mejor lo que va a pasar.

Enseguida te darás cuenta de que un poco de creatividad ayuda a que los niños se prepararen mejor para recibir al bebé:

- Poned carteles por toda la casa anunciando el gran acontecimiento (¡es una actividad genial para los papás sobre todo!). Solo necesitas una perforadora de papel, lazo o cinta de algún color, cartulinas y rotuladores para tela. Recortad las cartulinas en forma de ositos o de etiquetas y hacedles un agujero en un extremo. Introducid un trozo de lazo en cada agujero y atadlos. Los niños pueden dibujar lo que se les ocurra en una cara de la tarjeta y vosotros podéis escribir la explicación del dibujo por detrás. Les encantará esta actividad porque, además de poder enseñar sus creaciones a la familia o a los amigos, conseguirán un poco de atención en un momento en el que se pueden sentir especialmente «olvidados».

■ Haz un collage para ponerlo en la puerta o en la pared del cuarto del bebé. Consigue todas las revistas y catálogos que puedas sobre maternidad y anima a los niños a que recorten fotos de bebés o de accesorios para recién nacidos. Pega las fotos en forma de collage sobre un trozo de cartón de una caja. Mientras recortas, puedes hablarle a tus hijos de todas las cosas que necesita un bebé (o sea, las cosas que ellos mismos necesitaron un día y que ya no necesitan más porque se han hecho «grandes»...). Refuerza su autoestima dándoles besos y abrazos o diciéndoles que para ti ellos todavía son «tus bebés», pero tampoco olvides dejar claro el mensaje y asegurarte de que ellos también lo han comprendido.

La frase

«Está clarísimo: los hijos nunca deben superar en número a las ventanas del coche».

ERMA BOMBECK, humorista y escritora.

¿Cuál es tu duda?

P   Todavía le estoy dando el pecho a mi hija de dos años y medio. También quiero darle el pecho a su hermanito pequeño pero tengo miedo de que ella sienta celos. ¿Qué debo hacer?

R *Simplemente intenta que se sienta partícipe del nuevo acontecimiento. Al principio se interesará, pero en seguida se aburrirá y lo verá como una cosa de «bebés». Pídele que te ayude (que te traiga todas las cosas necesarias para darle el pecho al niño, como por ejemplo unos parches de lactancia limpios o la gasa). También puede ayudar dándole una palmadita en la espalda a su hermano para que eructe cuando termine. Trata de ser precavida y ten preparado algún tentempié y un vaso de zumo para ella (la mía lo único que quería era estar como el bebé, enganchada a mí todo el rato; de hecho, en muchas ocasiones le daba el pecho al pequeño y, con el otro brazo, sujetaba a la mayor mientras leíamos juntas un cuento). La hija de una amiga mía, cada vez que la madre le daba el pecho al bebé, solía levantarse la camiseta y colocar su muñeca (la que le compraron cuando mamá estaba embarazada...) en posición para «darle de mamar». Así que ya sabes: cada vez que le das el pecho al bebé, estás sirviéndole de modelo a tu hija para un futuro (oye, nunca se sabe...).*

P Voy a dar a luz en un hospital y me gustaría que mi hijo de cuatro años estuviera preparado para el acontecimiento y se sintiera seguro. ¿Qué me sugerís que haga?

R *Es muy probable que tu hijo esté llevando toda la excitación y el nerviosismo por dentro y no los esté exteriorizando (¡es increíble lo flemáticos que pueden llegar a ser los niños a esa edad!). Dile que, cuando vaya a nacer el bebé, papá y mamá tendréis que ir al hospital para que las matronas os ayuden a tenerlo. Dile dónde y con quién se quedará él (con los abuelos o con amigos de la familia que irán a casa para cuidarle hasta que regreséis), que papá le llamará por teléfono en cuanto haya nacido su hermanito/a, y que él será la primera persona en conocerle; y, por qué no, decidle que seguramente el nuevo miembro de la familia le traiga una sorpresa...*

27

La perfección se consigue con la práctica

¿Otra vez embarazada? Conoce nuestras sugerencias para sobrellevar mejor el segundo embarazo y los siguientes.

Para los que acabáis de ser padres por primera vez este capítulo puede resultar poco «realista». Pero si, por el contrario, sois padres de dos, tres, o más hijos, entonces la cosa cambia por completo. Prestad atención...

Con tu primer hijo es normal que te hayas hecho de un estupendo «fondo de armario» para el bebé, con prendas preciosas bordadas cuidadosamente a mano (tanto para él como para ti...). Sientes una enorme felicidad lavando, planchando y, finalmente, doblando la ropita de tu primer hijo antes de guardarla en ese armario que tú misma acabas de pintar y decorar con ositos.

Con el segundo hijo, la cosa cambia. Esta vez, te apresuras a comprar algo de ropa nueva para el niño y sacas la que tienes guardada en el altillo, clasificada y ordenada por cajas. Lavas la ropa, la planchas, la doblas y, cuando tienes que volver a guardarla, sonríes satisfecha.

Con el tercero sacas del altillo la ropa guardada en bolsas de basura, tiras las prendas que peor pinta tengan y, finalmente, suspiras mientras la guardas en aquel armario que tú misma decoraste un día con ositos y que ahora está lleno de pintadas y de cochecitos de juguete un poco «perjudicados».

Una buena idea...

Esto va para los papás: cuando ya esté el bebé en casa, intentad pasar tiempo con los dos niños. Cuando os toque ir a toda prisa a comprar los pañales y los parches de lactancia para mamá, llevaros al mayor y volved por el parque. Leedle algún cuento en la cama antes de dormir; o, mejor aún, inventaos vosotros una historieta divertida de esas que tanto le gustan (por cierto, yo era la tercera de mis hermanos, y mi padre tuvo tiempo para contármelas a mí también...).

La verdad es que estoy exagerando un poco. Pero lo que sí es cierto es que muchos padres pierden la ilusión de la primera vez durante el segundo embarazo y los siguientes.

Físicamente hablando, un segundo embarazo (o posteriores) es muy distinto al primero. Se te notará la barriga mucho antes; el útero habrá ensanchado y puede que tus músculos (repito, «puede»...) estén menos tensos. Además de eso, ¡empezarás a notar que el bebé se mueve antes de lo que esperabas! También es probable que las contracciones de «Braxton-Hicks» aparezcan con más antelación y sean incluso más dolorosas que las de la primera vez.

Psicológicamente te sentirás más distante y menos vinculada al bebé porque estarás muy ocupada atendiendo al hijo (o hijos) que ya tienes, y hasta puede que te sientas culpable por no tener la misma ilusión que en tu primer embarazo. De este modo estúpido me comporté yo. Pero, por suerte, cuando mi preciosa niña nació y la tuve por primera vez en mis brazos, sentí que brotaba de mí el mismo amor que cuando nació mi primer hijo. Y, créeme, me ocurrió exactamente lo mismo con los que vinieron detrás.

UNA VEZ MÁS «EN LA BRECHA»

Aunque no te guste mucho la idea, apúntate de nuevo a unas clases de preparación para el parto. Algunos hospitales y centros de maternidad ofrecen cursos de «recordatorio» para «multíparas» (o sea, las que, como tú, habéis tenido, o vais a tener, más de un hijo).

Si en tu primer parto las cosas no fueron como esperabas, es decir, todo no salió exactamente como tú lo habías planeado, entonces es probable que te pongas nerviosa cada vez que pienses en el próximo parto. Pero también estarás abierta a más opciones y querrás tener en cuenta muchas otras cosas que ni siquiera se te pasaron por la cabeza durante el primer embarazo. Yo pasé de un parto hospitalario en una unidad de maternidad con mi primer hijo (del cual prefiero reservarme la opinión...) a un maravilloso parto en casa con el segundo.

Si por fin decidís asistir a las clases de recordatorio, tu pareja y tú conseguiréis centraros más en el proceso de un segundo o posterior embarazo y aprenderéis a disfrutar en un momento en el que parecía que se había disipado toda la ilusión.

PAPÁS

Puede que a veces te asalte la idea de que, quizás, no seas capaz de querer a un segundo hijo tanto como quieres al primero (salís a pasear juntos, os reís, jugáis y, en general, sois «colegas» inseparables); estás deseando regresar a casa del trabajo nada más que para jugar con tu nuevo amigo de proporciones diminutas; y, así, el que está en camino, se convertirá para ti en un «desliz» y solamente pensarás cosas negativas de un ser que todavía ni siquiera conoces: «no será ni la mitad de interesante que este...», «será un llorón», «será insoportable...». Y así un sinfín de bobadas más.

Pues bien, te asombrará saber que con el nuevo bebé establecerás los mismos vínculos de cariño y afecto que con el primero; serán igual de fuertes pero cualitativamente distintos porque se trata de personas distintas.

Intenta pasar algunos ratos a solas con el bebé, por ejemplo encargándote del baño o sacándolo de paseo entre las comidas. Esto también le dará a tu pareja más tiempo para estar con su primer y no menos amado hijo.

¿Cuál es tu duda?

P   Tengo un trabajo que me exige mucho pero del que estoy muy orgullosa y mi tiempo libre lo dedico a jugar con mi hijo de dos años. A veces hasta casi me ofende pensar en el bebé que mi pareja y yo estamos esperando porque creo que estropeará el equilibrio que hay ahora. ¿Os parece terriblemente egoísta por mi parte?

R   *No, es muy lógico que pienses así. Todos dudamos y a todos nos asusta lo desconocido. Quizás lo que te preocupa es que el bebé interfiera en tu trabajo y te distancie de tu primer hijo. Tranquila. En ocasiones sentirás que ya no puedes más y, en otras, hasta echarás de menos cuando los niños eran pequeños; pero lo importante es que todo saldrá bien. Habla con tu pareja de lo que te preocupa; quizás él pueda ayudarte a resolver tus dudas y a sentirte más segura. Habla con otras madres que tengan más de un hijo. Pero cuídate del cinismo de algunas...*

P   Me da la impresión de que mi mujer opina que el mayor es responsabilidad del padre (es decir, mía), mientras que el bebé es responsabilidad de la madre. ¡Y yo creo que está monopolizando al pequeño! De hecho, cuando le está dando el pecho, quiero sentirme partícipe, pero ella no me deja. ¿Qué puedo hacer?

R   *No estás solo. Además es muy normal que el padre se sienta un poco «inútil» cuando la madre le está dando el pecho al bebé. Pero, como madre que ha amamantado a todos y a cada uno de sus hijos, yo puedo asegurarte que, a veces, a las madres también nos gusta quitarnos de encima a esas pequeñas «sanguijuelas» para pasar más tiempo pintando con los dedos o jugando con el mecano (o echando una cerveza en el bar de la esquina; pero es otra historia...). No seas tímido e intenta turnarte con tu pareja para darle de comer al bebé. Te garantizo que no se quejaría ni lo más mínimo si te ofrecieras alguna que otra vez para levantarte a media noche a darle el biberón al niño...*

28

La recta final

No te dejes llevar por la tristeza y el hastío típicos de la última fase del embarazo y disfruta de la recta final.

Tobillos hinchados, sofocos, dificultad para dormir... *¡Debe faltar poco para el día grande! Puede que ya estés harta y te sientas frustrada. Puede que haya un sinfín de molestias que estén convirtiendo el final de tu embarazo en un verdadero infierno. Pero no desesperes: el final ya está cerca.*

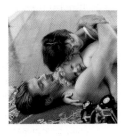

DOLORES EN MÚSCULOS Y ARTICULACIONES

Que te duela todo el cuerpo (en especial la espalda y los riñones) es el resultado de unos músculos y articulaciones muy relajados, por un lado, y de los pesos añadidos del bebé y de tu barriga, por otro. Pídele a tu pareja que te de un buen masaje y que prepare un baño de agua templada para relajarte. También hay ejercicios que sirven para tonificar los músculos del suelo pélvico, como el de la «mariposa»: sentada en el suelo en postura de hacer yoga, intenta realizar movimientos circulares notando cómo trabajan las ingles y los ligamentos de la zona pélvica. Aunque te sientas ridícula (un poco como la bailarina regordeta y torpe de la «peli»), al menos harás reír a tu pareja. Realizar estiramientos suaves o colocar sobre la zona dolorida una compresa caliente también son remedios que aliviarán los dolores musculares típicos de la recta final.

Una buena idea...

Consigue un «cojín de paja» (sí, sí, ya sabes, un cojín relleno de eso... paja). Se venden para aliviar dolencias típicas de los deportistas o la artritis. Puedes calentarlos en el horno y utilizarlos como compresa caliente para calmar el dolor de espalda o de la zona púbica.

CALAMBRES EN LAS PIERNAS

Bebe mucho líquido y procura hacer una sesión de estiramiento suave antes de irte a la cama. No intentes tocarte la punta de los pies con los dedos de las manos porque puedes acabar hecha un gurruño cuajado de dolores. Tu pareja se partirá de risa una vez más, pero solo hasta que recobres un poco el sentido y le propines una buena colleja.

DIFICULTAD PARA RESPIRAR

A medida que crece el feto y este empuja tu diafragma, notarás que en ocasiones te cuesta respirar. Una bebida helada te vendrá muy bien (también puede estar templada, tú eliges...). Cambiar de postura es bueno para que el feto se mueva un poco y deje de ejercer tanta presión sobre tu diafragma. Prueba hasta que encuentres la postura más cómoda.

CONTRACCIONES DE BRAXTON-HICKS

En las últimas semanas es posible que empieces a sentir unas contracciones que se harán más frecuentes a medida que se acerca la fecha del parto y que te llevarán a experimentar el endurecimiento progresivo del abdomen y la relajación del mismo. No te asustes. Son las contracciones de Braxton-Hicks, cuya función es preparar al útero materno para el alumbramiento. Intenta cambiar de postura, andar un poco, tomar un baño caliente o hacer algún ejercicio de relajación o respiración para aliviar las molestias. No obstante, deberías informar al ginecólogo ya que es muy frecuente confundir estas contracciones con las contracciones de parto.

DOLOR EN LA ZONA PÚBICA

Empezarás a sentir un fuerte dolor en la zona púbica (que no «pública»...). El dolor se produce como consecuencia de la relajación de los ligamentos, los cuales se están preparando para el nacimiento del bebé. Las compresas calientes son un buen remedio para aliviar el dolor. Pon los pies en alto y descansa. Si el dolor persiste, ve a ver a tu ginecólogo o matrona. Puedes padecer un disfunción de la «sínfisis púbica», dolencia que se produce cuando el ligamento que está unido a la parte anterior de la estructura ósea pélvica se separa de ella.

PRESIÓN

A medida que el bebé va descendiendo y se va acoplando en la pelvis materna, notarás una presión constante. Este es un síntoma real (aunque molesto) de que el bebé está a punto de nacer. Meterse en el agua o realizar ejercicios para tonificar la zona pélvica pueden ser de gran ayuda.

ARDOR DE ESTÓMAGO, GASES Y ESTREÑIMIENTO

Los tres males del embarazo por excelencia pueden agudizarse a medida que se aproxima la fecha del parto. Acepta tu condición de Homer Simpson ¡y no te avergüences si tienes que expulsar los gases! Bebe mucho líquido y procura llevar una dieta blanda ingiriendo alimentos ricos en fibra. Beber leche también ayuda.

La frase

«Sin duda, el antojo más común entre las embarazadas es no estar embarazada.»

PHYLLIS DILLER, humorista (EEUU).

RECUENTO DE LOS MOVIMIENTOS FETALES

No le pierdas la pista al bebé. A partir de la semana 28 y hasta la fecha de parto puedes cerciorarte de que todo se está desarrollando con normalidad haciendo un recuento de los movimientos fetales. Los bebés sanos son más activos (¡sobre todo después de comer o si te has bebido un vaso de leche!). Aunque el bebé se duerma y deje de moverse tanto durante más de una hora, un bebé sano es más dinámico que un bebé que está «pachucho» o que tiene algún problema.

Empieza a cronometrar cuando notes que el bebé se mueve con más energía. Esto suele suceder por la noche, cuando estás descansando después de cenar.

Túmbate de lado y cuenta diez movimientos fetales. Por movimiento se entiende una patada, media vuelta o ¡una vuelta completa!

Cuando hayas sentido el décimo movimiento, deja de cronometrar. Si ha pasado una hora, ponte en contacto con tu médico. Si en unos días notas que los diez movimientos se suceden con más lentitud, llama a la matrona. Sigue atenta (si no has notado al bebé en todo el día, bebe un vaso de leche, túmbate de lado y haz un recuento; puede que simplemente hayas estado ocupada y por eso no hayas sentido nada; pero si notas que el bebé no se mueve como debería, informa a la matrona).

Idea 28. La recta final

P   El bebé da muchas patadas, normalmente en el mismo sitio, justo debajo de las costillas. Me está empezando a doler bastante. ¿Qué hago?

R   *A algunas mujeres no les pasa eso y se lo tomarían a broma (pero es verdad que si te pasa, puede ser muy molesto). Yo solía colocar la mano encima de la zona afectada suavemente y empezaba a hablar con el bebé, diciéndole que estaba haciéndome daño, que no fuera tan impaciente y que ya faltaba muy poco. Luego intentaba tranquilizarlo rodeando mi vientre con los brazos. Con el tiempo me di cuenta de que había posiciones en las que el bebé se movía más y que ayudaban mucho a aliviar el dolor (ponerse en cuclillas después de haber estado un rato de pie, por ejemplo).*

P   Estoy embarazada de 39 semanas y ya estoy agotada. ¡No se cómo voy a guardar fuerzas para el parto si ya no me quedan! Tampoco soy capaz de dormir. ¿Cómo puedo conseguir descansar?

R   *Es una verdadera tortura (cuanto más necesitas dormir, más te cuesta). Intenta relajarte por la noche. Escucha música, lee (¡pero ni se te ocurra hacer nada que requiera esfuerzo!). Siempre que no te entren náuseas, el viejo remedio de beber un vaso de leche templada antes de acostarse puede ser muy socorrido. Un ejercicio de visualización con la ayuda de tu pareja también te servirá para relajarte y liberar tu mente. Si algo te preocupa en exceso, háblalo con tu pareja, con amigos o directamente con el ginecólogo o matrona. Te sentirás mucho mejor. Cuando te metas en la cama, coloca a tu alrededor muchas almohadas formando una especie de «nido». Así evitarás dar tantas vueltas para cambiar de postura durante la noche.*

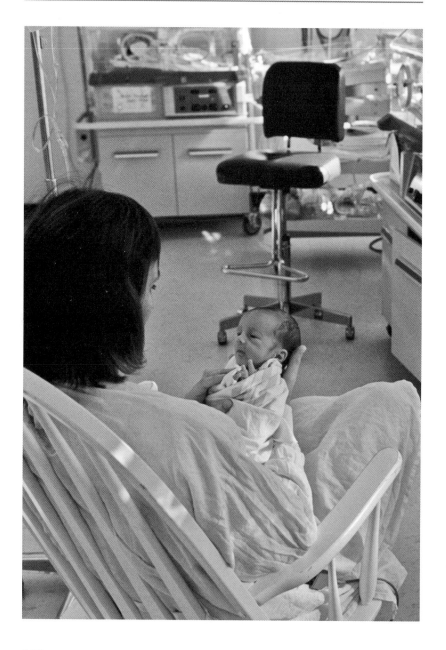

29

De resfriados y otras enfermedades comunes

¿Qué pasaría si enfermaras durante el embarazo? Puede suceder, pero ¿supondría eso algún riesgo? Es más, ¿qué remedios hay para combatir las enfermedades?

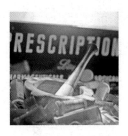

El embarazo dura nueve meses, así que es muy lógico pensar que, en algún momento, uno puede pillar un resfriado o cualquier otra enfermedad común.

¿Afectan al bebé estas enfermedades? ¿Qué remedios hay para curarlas? Nunca compres medicamentos sin receta, ni hierbas medicinales o complejos vitamínicos sin consultarlo antes con el médico.

RESFRIADO Y GRIPE

En principio, no habría por qué alarmarse ante un simple resfriado o una gripe; no obstante, una fiebre muy alta sí debería ser motivo de preocupación, pues se ha llegado a relacionar con abortos en fases tempranas y anomalías del feto.

La cogestión nasal puede ser algo frecuente en el embarazo debido a los cambios hormonales que también afectan a tus fosas nasales. Además, tu sistema inmunológico está más débil que de costumbre y por eso te puede dar la impresión de que estás siempre acatarrada.

Una buena idea...

La utilización de humidificadores o vaporizadores puede aliviar la congestión nasal. Hierve un poco de agua y añádele menta fresca. Cúbrete la cabeza con una toalla e inhala los vapores durante unos minutos. No utilices otras hierbas o aceites esenciales sin antes consultarlo con un especialista ya que algunos pueden ser dañinos para el bebé. Si tienes sinusitis, consúltalo con el médico y aplica compresas calientes en la zona afectada para aliviar la congestión.

Si te notas griposa (dolores musculares, dolor de cabeza, fiebre), ve al médico. Bebe mucho líquido, descansa todo lo que puedas y toma duchas de agua templada para que baje la fiebre. El doctor quizás te sugiera tomar paracetamol para la fiebre ya que es el calmante menos dañino para las embarazada; no obstante, según algunos estudios, la ingesta regular (diaria) de paracetamol durante el embarazo puede provocar problemas respiratorios en el niño. No es aconsejable tomar aspirina durante la gestación.

Intenta comer con regularidad (comidas ligeras, pero frecuentes, si no eres capaz de comer mucha cantidad de una sola vez). Una forma apetitosa y rápida de ingerir gran cantidad de vitaminas y otros nutrientes son los postres de yogur con fruta fresca, que tu pareja puede prepararte cuando notes que tus reservas estén bajo mínimos.

INFECCIONES DEL TRACTO URINARIO (ITU)

Si sientes dolor o ardor al orinar o si estás orinando más de lo normal, entonces es posible que tengas una infección del tracto urinario (ITU). Sentirás unas ganas constantes de hacer pis y el olor de tu orina será más fuerte que de costumbre. Si no se trata debidamente, la infección puede hacerse crónica o desencadenar una infección renal más grave que podría llegar a provocar un parto prematuro. Consulta a tu médico. Es probable que te recete antibióticos. En lo que a ti respecta, bebe mucha agua. Para evitar que la infección se repita, tendrás que completar el tratamiento con antibióticos. Orina cuantas veces necesites (no aguantes las ganas mucho tiempo). Orina siempre después de una relación sexual para deshacerte de los gérmenes que puedan haberse introducido en el tracto urinario. Y después de hacer pis, límpiate siempre de adelante hacia atrás para evitar que entren bacterias.

INFECCIÓN VAGINAL POR HONGOS («CANDIDIASIS VAGINAL»)

La descarga vaginal espesa y blanca (como el requesón o la leche cortada) y el picor en los labios vaginales son claros síntomas de una infección por hongos muy común en las mujeres denominada «candidiasis vaginal». Este tipo de infección se suele dar con más frecuencia aún en las embarazadas (una embarazada tiene diez veces más probabilidades de padecerla que una mujer que no está en estado). Si crees que tus síntomas son los de una candidiasis, ve al médico. Es probable que te recete algún supositorio vaginal apto para el uso durante el embarazo. No adquieras ningún medicamento sin receta ni pruebes ningún remedio casero sin antes consultarlo con tu médico.

Tú también puedes adoptar una serie de medidas higiénicas básicas. Por ejemplo, usa siempre prendas íntimas de algodón (transpiran mejor que otros tejidos sintéticos). Evita los baños de espuma, ya que algunos productos pueden irritar más la zona inflamada (además, la humedad excesiva facilita que el hongo crezca). La buena noticia es que la candidiasis no perjudica al feto. Si durante el parto tuvieras una infección vaginal por hongos, habría probabilidades de que se la transmitieras al niño, produciéndole «aftas» orales (unas manchas blancas y, posiblemente, sequedad en la boca que aparecen como consecuencia de la infección por el hongo candida albicans); pero eso es algo que, bajo tratamiento, se cura fácilmente.

P He leído que existe relación entre la gripe y la esquizofrenia. ¿Qué hay de cierto en eso?

R *Todavía está por demostrar. Algunos investigadores afirman que contraer la gripe en la primera mitad del embarazo aumenta el riesgo de que el bebé desarrolle una esquizofrenia en algún momento de su vida; pero si la gripe se contrajera en la segunda mitad, no pasaría nada. De todos modos no olvides que estamos hablando de que el riesgo «aumenta» simplemente, lo cual no implica que ocurra siempre.*

P Entonces ¿qué enfermedades y virus deben evitar a toda costa las embarazadas para no perjudicar al bebé?

R *Se ha demostrado que algunas infecciones víricas provocan malformaciones en el feto. Entre ellas se cuentan la toxoplasmosis, la rubéola, el citomegalovirus (CMV), los herpes, la sífilis, el parvovirus y la listeriosis. La varicela puede provocar anomalías en el feto y hasta el aborto, pero más del 90% de los bebés que nacen de madres que contrajeron el virus en una fase temprana del embarazo nacen completamente sanos. Sin embargo, la varicela es más peligrosa si se contrae en la última etapa del embarazo ya que el bebé puede nacer con neumonía o encefalitis. No obstante, inyectarle al recién nacido inmunoglobulina antivaricela-zóster (IGVZ) evitaría estas complicaciones. La listeriosis se puede contraer por la ingestión de alimentos en mal estado, pero si se detecta a tiempo, puede curarse con antibióticos.*

La toxoplasmosis es un parásito que puede provocar el aborto. Se contrae por el contacto con las heces de gato y la ingestión de verduras y carnes crudas contaminadas por el parásito. Si se detecta a tiempo a través de análisis de sangre, un tratamiento con antibióticos disminuiría el riesgo de infección en el bebé.

30

Más vale prevenir

Las complicaciones durante el embarazo son poco frecuentes pero ocurren. Aprende a reconocer las señales de aviso.

Por suerte, las complicaciones durante el embarazo no ocurren con frecuencia. Pero debes saber los riesgos que corres y necesitarás reconocer los síntomas de que algo no va bien para solucionar cualquier problema que surja.

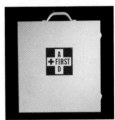

DIABETES GESTACIONAL

Si algún análisis de sangre demuestra que tu nivel de azúcar es más elevado de lo normal, puede que se te diagnostique una diabetes gestacional. Este tipo de diabetes requiere tratamiento; de lo contrario, tu salud y la del bebé podrían verse afectadas.

Normalmente el cuerpo transforma los alimentos que ingieres en glucosa y produce insulina, encargada de llevar la glucosa desde la sangre hasta las células de tu organismo. La diabetes gestacional impide que la glucosa llegue a las células, provocando así una subida del nivel de azúcar en la sangre.

Si la diabetes no se detecta a tiempo, puede que el feto crezca más de la cuenta y tengas problemas para expulsarlo por la vagina. Además el niño corre el riesgo de padecer algunos problemas de salud al nacer, como el «síndrome de distrés respiratorio» (SDR), que le impedirá respirar con normalidad, o la ictericia. También será más propenso a la obesidad, con todos los riesgos que eso conlleva, y a desarrollar una diabetes de adulto.

Una buena idea...

Si el médico considera que presentas síntomas de placenta abrupta, intenta tumbarte siempre de lado para facilitarle al bebé la recepción del oxígeno y los nutrientes que necesita para vivir y evita acostarte boca arriba, porque esta posición disminuye el flujo sanguíneo a la placenta.

La diabetes gestacional se detecta con un simple análisis de sangre. Si da positivo, el médico te sugerirá un tratamiento para controlar la enfermedad. Este tratamiento incluirá análisis de sangre periódicos y a ti se te recomendará llevar una dieta equilibrada y practicar ejercicio regularmente. Puede que también necesites insulina. No obstante, la diabetes gestacional desaparece después del parto.

PREECLAMPSIA

La preeclampsia afecta a uno de cada diez embarazos y suele desarrollarse en la segunda mitad del periodo gestacional. Es muy raro que se produzca durante el parto o después de dar a luz.

Si se te diagnostica preeclampsia, tendrás problemas circulatorios. Los síntomas más frecuentes son los siguientes: dolor de cabeza agudo, visión borrosa, intolerancia a las luces brillantes, tensión alta, proteinuria (presencia de proteínas en la orina) e hinchazón repentina. Aparentemente no habría por qué alarmarse ante uno de estos síntomas. Pero si tienes más de dos, deberías visitar al médico enseguida. La preeclampsia puede agravarse en muy poco tiempo y poner en peligro tu salud y la del bebé. Hay casos muy graves en los que la embarazada ha llegado a sufrir espasmos. También es probable que el bebé no reciba el oxígeno ni los nutrientes suficientes de la placenta. En conclusión, si no se sigue el tratamiento adecuado, la preeclampsia puede ser mortal para la madre y para el bebé. Así que evita riesgos innecesarios y ve al médico si presentas síntomas preocupantes.

PLACENTA PREVIA

La placenta previa ocurre cuando la placenta se implanta en la parte inferior del útero obstruyendo parte o toda la abertura cervical de la vagina (canal de parto). Afecta a una de cada 250 embarazadas y se trata de una condición seria que provoca sangrados vaginales indoloros pero profusos, lo cual puede llegar a poner en peligro el bienestar de la madre y del bebé.

Si tienes antecedentes de cesáreas o de placenta previa, o si se te ha diagnosticado un embarazo múltiple, el riesgo de padecer esta condición será mayor.

Si se te diagnostica placenta previa después de la semana 20 de embarazo pero no presentas sangrado vaginal, el médico te aconsejará mucho reposo. Si por el contrario has empezado a sangrar, tendrán que ingresarte y permanecerás en observación hasta la fecha prevista de parto.

PLACENTA ABRUPTA

La placenta abrupta (o «desprendimiento abrupto de la placenta») es la separación de la placenta de la cavidad uterina antes de dar a luz. Ante un sangrado vaginal grave, esta condición puede poner en peligro la vida de la madre. Puede provocar un parto prematuro e incluso la muerte del bebé al no recibir los nutrientes ni el oxígeno necesarios para sobrevivir.

Si el médico sospecha que tu caso es el de una placenta abrupta, te someterán a una prueba de ultrasonido para confirmar el diagnóstico. Si la ac-

Bebé a bordo

tividad cardiaca del feto es eficaz y la separación de la placenta es mínima, el médico te aconsejará reposo en cama y te recetará alguna medicación para evitar las contracciones. También es posible que te pongan una inyección de esteroides para que los pulmones del bebé terminen de formarse. Si la placenta sigue desprendiéndose, entonces se te someterá a una amniocentesis para evaluar el grado de madurez de los pulmones del niño. Si el médico considera que los pulmones del bebé están listos para funcionar fuera del útero materno, entonces intentarán extraerlo por medio de una cesárea.

¿Cuál es tu duda?

P Mi hermana tuvo un episodio de preeclampsia en su primer embarazo. ¿Me pasará a mí lo mismo que a ella?

R *No necesariamente, aunque el riego es mayor tratándose de un familiar cercano. Por esa razón debes contárselo al médico y él podrá observarte mejor para confirmar un diagnóstico al respecto. No obstante existen otros factores de riesgo (además del antecedente familiar) a tener en cuenta como la tensión alta, la diabetes, las enfermedades renales o las migrañas. Las embarazadas mayores de 35 años y las que han sido diagnosticadas con un embarazo múltiple también son estadísticamente más propensas a la preeclampsia.*

P Después de hacerme la primera ecografía me dijeron que la placenta parecía cubrir el cuello uterino. El médico lo apuntó en mi historial pero me dijo que no me preocupara. ¿Significa eso que voy a tener placenta previa?

R *Ya te lo dijo el médico: no te preocupes. A medida que progresa el embarazo, el útero se encargará de apartar la placenta de tu cuello uterino. Es muy probable que te citen para otra ecografía a las 20 semanas. Si la placenta está baja seguramente no tendrás por qué preocuparte. No obstante, si el médico así lo decide (o si tú no estás tranquila del todo), te pedirá otra ecografía a las 36 semanas aproximadamente para cerciorarse de que todo está bien.*

31

Preparando el nido

Cuando se trata de acomodar a una princesa o a un príncipe, hay cosas más importantes en las que pensar que el color de las paredes de la habitación...

Recuerda siempre una cosa cuando prepares el cuarto del bebé: vas a pasar allí ¡demasiadas horas! Tiene que ser un espacio funcional, donde haya solo lo necesario para no toparte constantemente con muebles diminutos. Una cosa más: mantén siempre los productos para la limpieza del hogar fuera del alcance del niño.

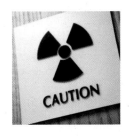

Durante los primeros meses es mejor que el bebé duerma en vuestra habitación (en su cuna, claro), para que las tomas de la noche se las puedas dar más cómodamente. No obstante, es conveniente tener un cuarto específico para él, donde puedas cambiarle de ropa, acostarlo durante el día y guardar todo el «ajuar». Si vives en un piso pequeño, no habrá mucho donde elegir. Pero si tienes una casa más grande, entonces hay una serie de cosas que deberías tener en cuenta antes de decidir qué habitación usar como cuarto para el bebé.

¿DÓNDE, DÓNDE, DÓNDE?

Elige una habitación que esté cerca de vuestro dormitorio. No querrás correr todas las noches para dar de comer al niño. Ten en cuenta hacia dónde da el cuarto. Los bebés necesitan dormir varias veces al día y la luz del sol puede molestar a menos que las cortinas sean gruesas. Una ventana orientada al este tampoco es una buena idea si se quiere evitar el sol de la mañana.

Una buena idea...

Aunque te parezca que es demasiado pronto para eso, ahora es el mejor momento para ponerle a los enchufes tapas de seguridad. De ese modo evitarás llevarte un susto cuando, un buen día, el bebé (que, para entonces, ya habrá aprendido a gatear) sienta la curiosidad de chupar esas cositas de plástico con unos agujeros en medio...

Procura que la habitación esté en un lugar tranquilo y apartado de los ruidos exteriores (nunca dando a la carretera, por ejemplo). Ahora puede que te imagines a ti misma en ese idílico cuarto con tu precioso niño acostado en una preciosa canastilla, con sus puntillas y demás.

Pero llegará el día en que lo único que quieras es que el pequeño monstruo se duerma de una vez y, para eso, lo mejor es elegir una habitación tranquila y silenciosa.

EL MOBILIARIO

No se necesitan muchos muebles para el cuarto del bebé. Pon una cuna-balancín o un moisés en tu dormitorio y, para del niño, solo necesitarás una cuna-cama y un armario para guardar la ropa. Las mesas especiales para el aseo del bebé son una estafa. Además de caras, no se utilizan apenas y siempre las puedes conseguir más baratas de segunda mano. No obstante, si puedes permitirte una nueva y es lo que quieres, adelante. Yo, personalmente, prefería utilizar un hule de plástico en el suelo para cambiar a los niños y tener más dinerito para la «cervecita» del mediodía...

No te dejes convencer por algunas revistas que te intentan hacer ver como «básicos» o «esenciales» accesorios que no lo son, ni pienses que no podrás darle al bebé todo lo que necesita porque tu presupuesto sea pequeño. ¿Qué más da que las cosas estén nuevas o que sean de segunda mano, si el bebé no va a notar la diferencia? Además, por si no lo sabías, la sección de ventas de muchos periódicos suele estar repleta de anuncios de cochecitos para bebés antiguos, cunas, mobiliario y demás accesorios para recién nacidos. ¿Por qué? Porque son artículos que apenas se utilizan y la gente quiere deshacerse de ellos vendiéndolos a un precio razonable.

Nuestro hijo mayor no tuvo habitación propia. Por aquel entonces éramos estudiantes y apenas nos llegaba para el alquiler. Lo único que teníamos para el niño eran una vieja cómoda que compré en una tienda de segunda mano y que yo misma restauré (decapar y encerar), un moisés que había sobrevivido a varias generaciones de mi familia (una auténtica reliquia) y una cuna-cama que le compré a una amiga de segunda mano. ¿Qué si mi hijo notó la diferencia entre «reliquia» y «segunda mano»? Por supuesto que no.

Trece años después nació mi hija, la menor. A pesar de que la situación económica era mucho más favorable, ella durmió en el mismo moisés que su hermano mayor, aunque no nos quedó más remedio que comprar otra cuna-cama. De nuevo opté por los artículos de segunda mano. ¿Por qué dejarse estafar y pagar tanto por una cosa que apenas se va a utilizar? Aunque tú sabrás qué es lo mejor para ti (y para tu hijo, claro está).

Asegúrate de que la cuna sea segura. Si tiene barrotes verticales, la separación entre ellos debería ser mínima para que el bebé no se quede atrapado. Compra una manta plastificada nueva para el aseo del niño.

Coloca la cuna junto a una pared interior para que esté protegida del frío y evita que haya cerca cualquier cosa que pueda ser peligrosa para tu bebé. No dejes a su alcance nada que se le pueda caer encima. ¡Verás al niño corretear por la habitación antes de lo que imaginas!

LA DECORACIÓN

Si decides emplear un motivo decorativo para el cuarto del bebé, hay cantidad de marcas que ofertan toda clase de ropa de cama y demás «coordinados» sobre algún tema concreto (ya sea Winnie the Pooh o Los Simpsons) dispuestas a sacarte el dinero. Así que, para empezar, es mejor apostar por la sencillez. Nosotros elegimos un tono terracota para pintar la habitación de la más pequeña. Luego yo misma dibujé una cenefa con medias lunas y estrellas y, finalmente, añadí unos soles de papel maché que conseguí en una tienda de baratijas. Dale rienda suelta a tu imaginación e intenta que la decoración del cuarto del bebé no se convierta en un quebradero de cabeza (ni en un despilfarro). Y no olvides que a los bebés les gustan los colores vivos (papá y mamá son los que prefieren los tonos pastel). No obstante, si quieres una habitación de ensueño para el niño y te lo puedes permitir, ¡adelante!

¿Cuál es tu duda?

P   Mi idea es tener un cuarto específico para el aseo del bebé. ¿Qué puedo hacer para evitar los malos olores? No quisiera utilizar ambientadores...

R   *Procura mantener la habitación bien ventilada. Abre las ventanas dos veces al día (siempre y cuando el bebé no esté) y deja que el cuarto se ventile durante 15 minutos. Así evitarás los malos olores sin necesidad de usar ambientadores ni productos químicos. Cuelga en la pared un termómetro y comprueba la temperatura del cuarto regularmente. No es bueno que el bebé pase calor. De hecho, se han producido casos de síndrome de muerte súbita del lactante (SMSL) (también conocido como «muerte en la cuna») como consecuencia del calor excesivo.*

P   A mí me gustaría poner moqueta en la habitación del niño pero mi mujer prefiere el parquet. Yo creo que el parquet es muy frío y duro. ¿Qué es mejor?

R   *Siempre que haya que decidirse por un tipo de suelo hay que hacerse dos preguntas básicas: una es si se puede fregar y la otra es si guarda el calor. La madera, el lino o el corcho son materiales muy sufridos ya que las manchas del bebé se quitan fácilmente. Las alfombras también dan calor. Las de fibras naturales como el coco, el sisal o la estera, a pesar de ser muy vistosas, no son nada aconsejables: o intenta quitar una manchita de vómito del bebé y te darás cuenta de por qué lo digo. En conclusión, si decides poner alfombras, escoge un material suave y blando (la mezcla de lanas, por ejemplo) para evitar que el bebé se haga daño en las rodillas al caer al suelo y, finalmente, elige el diseño.*

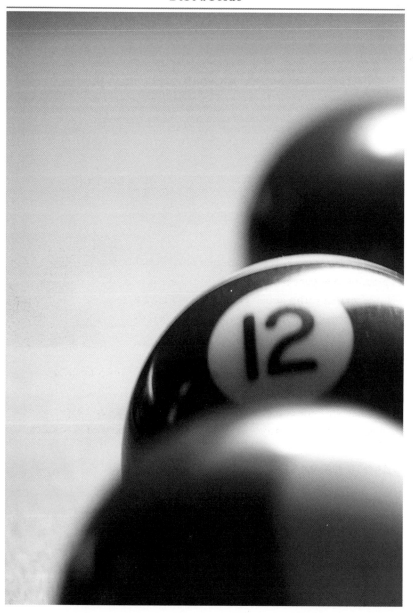

32

Qué necesita un bebé

Necesitas saber qué cosas son indispensables y cuáles prescindibles para el cuidado del niño. La industria que gira en torno al bebé está en pleno auge y por eso debes distinguir lo verdaderamente práctico de los lujos innecesarios.

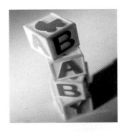

Tú solo quieres lo mejor para tu hijo. Pero ¿cómo saber qué es lo mejor?

Piensa bien antes de comprar. De lo contrario, gastarás todo el presupuesto en chismes demasiado caros que acabarán cogiendo polvo en el trastero.

VAMOS DE PASEO

Bandoleras y mochilas portabebés

Las bandoleras te permiten cargar con tu hijo y llevarlo a todas partes de una forma cómoda y beneficiosa para la salud. Es la mejor manera de transportar al bebé sin tener que acabar con los brazos cansados ya que se ata alrededor del cuerpo dejando los brazos libres y permitiendo que el peso se reparta mejor. Si además del bebé tenéis un niño de entre 1 y 3 años, en vez de esos cochecitos gemelares tan aparatosos, podéis utilizar un cochecito individual para el mayor y llevar al bebé en la bandolera.

Hay muchos tipos de mochilas portabebés en el mercado. Antes de comprar, comprueba siempre que el peso se reparte bien para evitar el dolor de hombros y espalda.

Las mochilas que se llevan a la espalda son la mejor opción para transportar al bebé cuando haya crecido y sea capaz de sostenerse un poco por sí mismo. Es igual que una mochila convencional solo que con un respaldo regulable que le sirve de apoyo a la nuca del niño.

La posición alzada del bebé le permite estar más atento a lo que sucede a su alrededor y participar de forma mucho más activa en todo lo que haces. Es parecido a llevarlo a hombros pero más seguro.

Cochecitos y sillitas

Lo de comprar un cochecito para el niño es como comprarse un coche (¡y hasta puede ser igual de caro!). Mira en distintos sitios hasta que encuentres el que más se adapta a tu estilo de vida (y a tu bolsillo). Seguramente quieras que te dure al menos para este bebé (o también para los que vengan detrás...).

El cochecito debe permitir al niño ir completamente tumbado. Elige un modelo acolchado para mayor comodidad y que incluya capota para protegerlo del sol y de la lluvia. Si además lleva una bandeja debajo para dejar la compra, mejor para mamá.

Si te gusta andar, necesitarás un modelo con una buena suspensión. Si en vez de caminar prefieres el transporte urbano para adentrarte en la «jungla de asfalto», entonces necesitarás un modelo funcional, ligero y que se pueda plegar y desplegar cómodamente. Eso te permitirá maniobrar con facilidad cada vez que tengas que subirte al autobús.

Antes de comprar una sillita de tres ruedas «todoterreno» piensa bien dónde vas a utilizarla. Es lo más parecido a un jeep pero en pequeño. ¿De verdad vas a utilizarla en terrenos difíciles o es solo para presumir? Los mejores diseños son muy caros, así que una silla de este tipo solo es recomendable para las que viven en el campo o para las que practican «trekking» (andar, andar, y andar...) muy a menudo.

Los cochecitos de bebé (y algunas sillitas) pueden llegar a ser más complicados de lo que parecen, especialmente para los principiantes. Es mejor aprender a plegarlo y desplegarlo en la tienda y que lo pruebes bien antes de comprarlo (añádele algunos accesorios y date una vuelta con él para ver qué tal se lleva). Cerciórate de que el manillar se puede ajustar a tu altura y, por último, ten en cuenta lo que ocupa plegado (¿cabrá en el maletero con las bolsas de la compra?).

Sillas de seguridad para el coche

La ley obliga a utilizar en el coche una silla de seguridad para transportar al bebé. Las hay en distintos tamaños (según el peso y la estatura del bebé) y en Internet se pueden encontrar modelos muy funcionales a buen precio. Merece la pena gastarse un poco más en una nueva ya que, para garantizar la seguridad del bebé, la silla debe estar en perfecto estado.

Elige una silla acolchada y que sea fácil de poner y quitar (incluso cuando el niño esté dormido). Para bebés de 0 a 9 meses, el asiento tipo «cuco» o capazo es lo más aconsejable. Desde los 9 meses hasta los 3 años se puede utilizar un asiento convertible que le permita al niño ir mirando hacia atrás, es decir, en sentido contrario al de avance del vehículo (según las normas vigentes de seguridad vial). Finalmente, a partir de los 4 años aproximadamente, el niño necesitará un cojín elevador con respaldo o un asiento integrado para viajar seguro en el coche.

EN CASA...

Es muy probable que la primera silla que compres para el bebé sea una «gandulita». Gracias a su diseño, este tipo de silla permite al bebé balancearse y descubrir su entorno más cercano. Es muy práctica para utilizar dentro de casa, ya que te permite dejar al bebé en el suelo mientras tú terminas las tareas domésticas. Una advertencia: nunca dejes la silla sobre una superficie elevada si no quieres que el pequeño salga despedido como una pelota de ping pong...

Las tronas (sillas altas especiales para la hora de la comida) se suelen empezar a utilizar a partir de los 6 meses, cuando el niño ya puede comer «sólidos». Busca una que sea convertible. Nuestra hija pequeña tuvo una trona que se convertía en mesa y silla baja y, hoy, con cinco años, la está utilizando como mesa de juegos. Procura comprar una con la bandeja amplia y las patas muy altas. Así no le resultará tan fácil a tu pequeño tirar la comida al suelo de un manotazo.

Por último, para evitar que en los rincones más inaccesibles se acumule la suciedad y queden cubiertos por una capa de grasa que atraiga a todo tipo de gérmenes, compra una trona plegable que sea fácil de limpiar.

¿Cuál es tu duda?

P   Hay tantísimos modelos de cochecitos de bebé que no sé cuál elegir. ¿Alguna sugerencia?

R   *Pregunta a amigos que tengan hijos pequeños y pídeles que te dejen probar los suyos. En algunas revistas y en Internet encontrarás información sobre los últimos modelos, además de una valoración del producto por parte de los consumidores. El coche o la sillita para el niño suelen ser de los artículos más caros, así que elige bien antes de comprar.*

P   Muchos amigos con niños pequeños utilizan sillas de paseo con sombrilla. ¿Son útiles realmente?

R   *Son muy fáciles de llevar y, por tanto, muy prácticas para el transporte urbano; además caben en el maletero de casi cualquier coche. Sin embargo, la silla con sombrilla no suele ser válida para un recién nacido al no permitirle ir tumbado, posición más segura para el bebé en esa etapa. Tampoco es aconsejable utilizarla para llevar la compra, pues la redecilla o tela que suelen tener en la parte de abajo aguanta muy poco peso. Y no se te ocurra colgar nada de las asas o del manillar (la sillita se ladearía y podría ser peligroso).*

33

La hora del pañal

¿Qué tipo de pañales vas a comprar? ¿Desechables, de tela, ecológicos, con forma, o simplemente utilizarás el servicio de lavandería?

Empieza a pensar en cómo lidiar con la abrumadora cantidad de pipí, popó y vómitos que tu bebé te echará encima (a veces, literalmente) durante los próximos dos años.

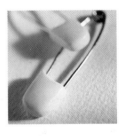

No digo que te obsesiones (aunque es frecuente), pero debes considerar la enorme variedad de opciones con las que cuentas. Si te decides ahora, luego tendrás una cosa menos de la que preocuparte.

PAÑALES DESECHABLES

Los pañales desechables son bastante prácticos y retienen muy bien la humedad. Tu bebé utilizará entre 6.000 y 8.000 pañales antes de que esté bien entrenado para orinar solo. Si eso lo multiplicas por el total de bebés en el mundo que usan pañales desechables, el resultado es una ingente cantidad de basura. En el Reino Unido se llegan a tirar hasta 80 toneladas de pañales cada hora. No hace falta mucha imaginación para saber por qué pesan tanto... Según el Ministerio de Economía, en España se usa una media de 124 pañales mensuales por bebé lo que, aproximadamente, equivale a un campo de fútbol lleno de pañales hasta la altura de 10 metros.

Se estima que un pañal desechable tarda entre 200 y 500 años en descomponerse. Además del impacto medioambiental que eso supone, son excesivamente caros. De modo que, si compras pañales desechables, tirarás literalmente el dinero a la basura.

La parte positiva es que los pañales desechables son muy absorbentes y retienen la humedad. Son muy recomendables para los bebés a los que se les está dando el pecho ya que sus deposiciones son increíblemente líquidas. Estos pañales normalmente contienen una capa de gel superabsorbente, que ayuda a mantener al bebé siempre seco, evitando así el riesgo de irritaciones y sarpullidos. Algunos hasta traen un indicador de la humedad (una imagen o dibujo) que desaparece cuando el pañal está húmedo. Si finalmente te decides por los pañales desechables, cómpralos al por mayor. Te saldrán mucho más baratos. De hecho, algunos fabricantes venden los «packs» más grandes en unos bidones de plástico muy prácticos para guardar los juguetes.

PAÑALES TRADICIONALES

Los pañales de tela son una alternativa a los desechables. Pero, a pesar de su apariencia «ecológica» (son de color verde), también suponen un alto coste humano (¿procede el algodón del comercio justo?) y medioambiental. Siempre puedes optar por los pañales de tela «ecológicos» (pañales de tela de algodón biológico y celulosa, aunque no son tan higiénicos como dicen), que constituyen la alternativa más solidaria con el bebé (menos «culitos irritados») y, por supuesto, con el medioambiente (menos árboles talados).

Eso sí: tendrás que lavar muchos pañales. Y ¿cómo? Con agua, productos químicos y mucha energía («el frotar no se va a acabar»). No obstante, la gran ventaja es que no encontrarás pañales de tela ecológicos apilados en un vertedero de basura esperando hasta 500 años para desaparecer por completo del planeta.

Si en vez de los ecológicos decides usar los de tela de gasa tradicionales, debes saber que son muy aparatosos y absorben poco, especialmente en los recién nacidos. Necesitarás cierres para que el pañal quede ajustado y toallitas interiores desechables para retener la «caquita» y el «pipí». También tendrás que poner un cobertor externo o braguita impermeable para que no se moje la ropa ni las sábanas (aunque es muy probable que la piel del bebé retenga toda la humedad y se irrite). Elige un detergente suave (que contenga los menos agentes químicos posibles) y asegúrate de enjuagar bien los pañales. De lo contrario la piel del bebé podría desarrollar una dermatitis.

Aunque hayas optado por los pañales desechables, compra un paquete de las gasas que se utilizan en el interior de los pañales de tela tradicionales. Son muy útiles en la lactancia o a la hora de la comida. Coloca una toallita encima de tu hombro y evitarás las manchas de leche y vómito típicas de la regurgitación del bebé.

PAÑALES DE TELA «CON FORMA»

Hay pañales de tela tradicionales que se adaptan perfectamente al bebé y que se parecen más a los desechables. No abultan demasiado y se ajustan con velcro o con tiras adhesivas. Son un poco más caros y tardan más en secarse debido a su grueso relleno de algodón. También necesitarás gasas para el interior y un cobertor exterior (de plástico, lana sintética o lana pura), un cubo con tapa para tirarlos, unas pinzas y un desinfectante especial para pañales. En principio el «kit» completo resulta bastante caro, pero a la larga ahorrarás mucho (sobre todo si tienes más de un bebé).

El problema de los pañales con forma es que nunca sabes qué talla escoger. Algunas marcas venden una «talla única»; esta puede ser una alternativa bastante económica pero, lógicamente, la talla no servirá a un recién nacido (suelen ser grandes y, por lo tanto, se escapa todo). Otras marcas ofrecen varias tallas. Esta opción resulta más cara pero, al menos, el pañal se ajustará perfectamente al tamaño del bebé. No tienes que comprar todas las tallas a la vez; es más razonable probar hasta que encuentres la talla que mejor se adapta al niño. Así evitarás que los errores te salgan demasiado caros...

SERVICIO DE LAVANDERÍA PARA PAÑALES

Desde un punto de vista ecológico, un servicio de lavandería a domicilio que también recoja pañales de tela sucios y los devuelva limpios puede ser la mejor opción, ya que se pueden incluir muchos pañales en un solo lavado. Los pañales quedan impecables y tú te ahorras el esfuerzo. Este servicio no es barato; pero ¿quién sabe? A lo mejor os compensa.

¿Cuál es tu duda?

P   ¿Qué necesito para cambiar de pañales al bebé?

R   *Una manta plastificada o hule, para que esté cómodo al tumbarlo y la alfombra no se llene de manchas. Si lo prefieres, puedes utilizar un «cambiador». Es una especie de cómoda plegable, con una bandeja rígida en la parte de arriba para tumbar al bebé y diversos compartimentos donde guardar sus cosas de aseo. Yo nunca tuve uno, más que nada porque son bastante caros y no quería privarme de la cervecita del domingo. Además, yo no estaría tranquila dejando al bebé en una estantería que podría caerse en cualquier momento (los bebés aprenden a rodar sin decírtelo, te lo aseguro). No obstante, me consta que los hay muy modernos hasta con laterales acolchados «anti-caídas» para mayor seguridad. También necesitas un bolso en el que puedas guardar los productos para la higiene del bebé, que te será muy útil cuando salgas a pasear. Los hay que incluyen una manta plastificada que puedes utilizar de cambiador en un momento de urgencia (¿y si al pequeño le da por pringarse en el supermercado o en el parque?). Nunca compres una «bolsa-cambiador» (una bolsa de aseo que se abre y, al extenderla, se convierte íntegramente en una manta plastificada y acolchada). ¿Dónde pondrás todo lo que va dentro de la bolsa (los pañales, las toallitas, la crema hidratante, los círculos para los pezones, o la tableta de chocolate para «mamá») cada vez que tengas que abrirla para cambiar al niño?*

34

101 ideas
sobre la lactancia

«La leche materna es la mejor». De eso no cabe duda. En repetidas ocasiones se ha demostrado científicamente que es lo mejor para un recién nacido. Te explicamos cómo amamantar a un bebé y cómo conseguir que «la hora del pecho» no sea un sufrimiento para la madre.

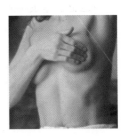

La leche materna previene enfermedades futuras como alergias, asma, cardiopatías o determinados cánceres. Dicen que hace a los niños más inteligentes (llegan a sacar las puntuaciones más altas en los tests de inteligencia hasta que alcanzan la mayoría de edad).

La OMS (Organización Mundial de la Salud) recomienda, siempre que sea posible, amamantar al niño al menos durante los 4 ó 6 primeros meses de vida. Algunas madres incluso lo hacen durante más tiempo. Yo, sin ir más lejos. Y, si quieres que te sea sincera, es lo mejor que pude haber hecho.

EL PRIMER CONTACTO

Los bebés que se encuentran perfectamente al nacer y que no están bajo los efectos de ninguna droga que haya tenido que ser utilizada durante el parto suelen estar muy espabilados, especialmente durante su primera hora de vida, y dispuestos a succionar con mucha fuerza. Es importante que al niño se le ofrezca el pecho precozmente, a ser posible en la primera hora tras el parto; además de ser una buena forma de estimular el contacto del bebé con el pecho, ayuda a la madre a deshacerse de la placenta, ya que el amamantamiento estimula la producción de oxitocina, sustancia que hace que el útero se contraiga.

Puede que, por ser la primera vez, el bebé simplemente «hocique» (es decir, acaricie el pezón con los labios y lo chupe sin llegar a extraer el calostro), aunque algunos empezarán a succionar directamente sin ningún problema. El secreto está en el «enganche». Cuando el bebé se agarre correctamente, su boca estará bien abierta, abarcando lo máximo posible de la areola, no solo el pezón. Si únicamente abarca la punta del pezón, además de dolerte, tampoco saldrá leche suficiente para alimentarlo. Y después vendrá la frustración.

Apoya la cabeza del bebé en tu antebrazo (ambos debéis estar «barriga con barriga») y procura que el pezón quede a la altura de la nariz del niño. Coloca el dedo índice por encima del pezón y el dedo corazón por debajo. Aprieta suavemente hacia atrás, tirando hacia las costillas; eso le permitirá al bebé coger aire y ¡a ti evitar el efecto demoledor de un succionador rampante!

Cuando quieras enganchar al bebé, golpea suavemente con el pezón su labio inferior para que abra bien la boca (como si bostezara) y se agarre mejor. El pezón debe apuntar siempre al cielo de la boca del niño. Finalmente, acerca al bebé hacia ti (la barbilla primero) y deja que se enganche.

Si te duelen los pezones, puede ser debido a una mala postura. En ese caso siempre es bueno consultarlo con un especialista en lactancia (para más información sobre la lactancia, visita las páginas www.lalecheleague.org o www.holistika.net). «La Liga de la Leche» es una gran organización mundial que se encarga de promover las ventajas de la lactancia y de la leche materna. El consejo de un especialista te será mucho más útil en esta primera etapa, cuando el niño y tú estáis empezando a conoceros. Quizás te ayude a encontrar una postura que te sea cómoda para amamantar al bebé correctamente. También puedes utilizar una crema cuyo componente sea lanolina pura (como «Lansinoh») para acelerar la cicatrización de las grietas. Dale el pecho al bebé regularmente, según te lo vaya pidiendo. Eso estimulará la producción de leche y servirá para establecer un patrón de lactancia. Lo primero que extraerá el niño será el calostro, que limpiará su intestino de «meconio» (primeras heces del bebé, que tienen unas características especiales: son negras, pegajosas y de consistencia blanda). Es un poco desagradable, ¡pero necesario!

LAS VENTAJAS DE AMAMANTAR AL BEBÉ

- Poder mirar esos enormes ojos tan de cerca y perderte en ellos.

- Sentir sus manitas apretándote las mejillas mientras succiona.

- Poder calmarlo y reconfortarlo con tu pecho.

- Poder disfrutar de un momento de relax (puedes leer un libro mientras, sin tener que sentirte culpable...)

- Evitar las excursiones nocturnas para calentar el biberón.

- Evitar tener que esterilizar cientos de biberones.

¿Cuál es tu duda?

P   Estoy amamantando al bebé y me preocupa que no se esté alimentando lo suficiente. Solo tiene 3 semanas y está pidiendo el pecho constantemente. Mi madre dice que debería cambiarlo al biberón. Además, mi leche sale demasiado líquida y parece que tiene poca consistencia.

R *No te preocupes (¡y no hagas caso a tu madre!). Los recién nacidos parecen estar hambrientos a todas horas. Yo recuerdo sentirme completamente absorbida por «un pequeño succionador». No obstante, cuanto más amamantes al bebé, más leche producirás. Asegúrate de comer bien y beber mucho (ten siempre a mano un vaso grande de agua cuando le des el pecho al niño). Y, muy importante: descansa. En cuanto a la consistencia de la leche, debes saber que la leche materna tiene un aspecto distinto al de la leche de fórmula o artificial, que está hecha para que parezca espesa y cremosa y, nosotras las madres, la compremos. Si el bebé está comiendo regularmente, impregna bien los pañales y pone peso, puedes estar tranquila: tu leche está perfecta y el niño está bien alimentado.*

P Estoy dándole el pecho al niño pero he decidido reincorporarme al trabajo en unos meses, cuando el bebé cumpla 6. ¿Tendré que cambiarme a la leche de fórmula?

R *No necesariamente. Podrás seguir amamantando al niño pero, para eso, necesitas organizarte. Dale una toma por la mañana, antes de irte, otra cuando regreses a casa y la última por la noche antes de acostarte. Cuando le estaba dando el pecho a mi hija, solamente tenía que impartir una clase a la semana en la universidad; así que, ese día, terminaba la clase y salía disparada para darle una toma a mediodía. Si no es este el caso o, por el motivo que sea, no puedes hacer lo que yo hacía, extrae tu propia leche con los dedos o con un extractor especial para la lactancia («sacaleches») y almacénala en recipientes esterilizados (así podrá aguantar hasta 8 días en la nevera). Además, gracias al sacaleches, saldrá del pecho directamente a unas bolsas especiales para congelarla. Cuando el bebé cumpla los seis meses empezará a probar los primeros sólidos. Intenta dárselos con un poco de leche o agua hervida para reblandecerlos.*

35

Falsa alarma

«Por fin te has puesto de parto». Te puede sonar a broma pesada, pero es que, a veces, una ya no sabe cuándo es la «definitiva»...

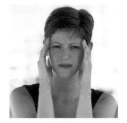

Las mujeres que salen en las teleseries siempre saben cuando están realmente de parto, ¿a que sí? Pues claro, si están tan seguras es porque está escrito en el guión.

Ponte en situación: una joven de 21 años, primeriza. Empiezan las contracciones pero ella se queda en casa sabiendo que «lo de parir» lleva su tiempo. Por la noche ya no aguanta los dolores y decide acudir al hospital. Después de examinarla a fondo (muchas horas en urgencias...) le dicen que ha sido una falsa alarma pero que puede pasar la noche en observación. La joven no soporta los hospitales, se siente ridícula y, finalmente, decide marcharse. Quizás si hace a pie los tres kilómetros que quedan hasta su casa, se acelere todo el proceso. Pero las contracciones son cada vez más fuertes y tiene que pararse cada pocos metros para coger aire y poder continuar... Pasa más de un día hasta que, por fin, se pone de parto y rompe aguas en medio del salón. La alfombra se echa a perder. El bebé nace a las pocas horas.

Ahora lo pienso y sé que si me hubiera informado mejor sobre el parto y sus síntomas, me hubiera ahorrado más de un viaje en vano al hospital para tener que volverme sola y a pie en plena noche.

Una buena idea...

Hay otra serie de «avisos» que te ayudarán a reconocer mejor los verdaderos síntomas del parto como, por ejemplo, la pérdida brusca de hasta un kilo y medio de peso justo antes de iniciarse el parto o el famoso «síndrome del nido». Consiste en el impulso irrefrenable de limpiar y ordenar toda la casa antes de que llegue el bebé y suele tener lugar en la última fase del embarazo o incluso momentos antes de que comience el parto (aunque a las vagas como yo ni siquiera el parto nos puede hacer sentir culpables por tener la casa «patas arriba»). La diarrea puede ser otro síntoma de que estás a punto de dar a luz. De ahí la necesidad que les entra a algunas de limpiar, digo yo.

CONTRACCIONES DE BRAXTON-HICKS

Alrededor de la semana 20 es probable que empieces a sentir unas contracciones que sirven de entrenamiento para el parto, conocidas como «contracciones de Braxton-Hicks». El útero se tensará y notarás molestias. Estas contracciones pueden durar entre 30 segundos y 2 minutos, pero serán más intensas y frecuentes cuanto más se aproxime la fecha del parto. Si notas muchas molestias, prueba a andar un poco. Eso te aliviará.

Los verdaderos dolores de parto se asemejan a los «retortijones» típicos de la menstruación y al dolor de espalda. Seguramente notes una presión muy fuerte por encima del vientre que va bajando lentamente hasta el abdomen. La barriga se te endurecerá debido a las contracciones.

En ese momento, tu pareja podría poner en práctica sus habilidades para el masaje; además, eso le servirá a él de entrenamiento para «el gran día».

EMPIEZA EL «SHOW»

Te equivocas. No es una secuela de la película «La tienda de los horrores». Solo es una mucosa sanguinolenta que estás expulsando por la vagina. En realidad, se trata del tapón gelatinoso que antes mantenía el cuello uterino completamente cerrado, protegiendo al feto de golpes y posibles infecciones. A medida que el cuello del útero se reblandece y se abre en preparación para el alumbramiento, el tapón mucoso se desprende. Esto puede ocurrirte hasta un par de semanas antes del inicio del parto, así que no te asustes demasiado. No obstante, si la descarga vaginal es de un tono rojo vivo o empiezas a sangrar abundantemente, llama a una ambulancia para que te trasladen de inmediato al hospital. Puede ser un síntoma de desprendimiento prematuro de la placenta (lo que se conoce como «placenta previa») y eso es algo que requiere asistencia médica urgente.

ROTURA DE AGUAS

La rotura de la bolsa de aguas (es decir, la bolsa de líquido amniótico que envuelve al feto) puede ocurrir antes del parto o durante la primera fase del mismo. Es probable que solo sea un hilillo, debido al efecto tapón que la cabeza del feto ejerce sobre el cuello uterino, o que expulses una gran cantidad de un líquido acuoso claro y, por lo general, inodoro. Esto sucede con relativa frecuencia, por lo que debes estar preparada. La rotura de aguas con mi primer hijo fue tan aparatosa que las últimas semanas de mi segundo embarazo las pasé en un estado de paranoia total. Por suerte, no rompí aguas hasta el inicio del parto, así que apenas lo noté.

Una vez hayas roto aguas, deberías ponerte en contacto co~~~~ ~rona para pedirle consejo. El desprendimiento del tapón mucoso ~ go de infecciones sea mayor, por lo que no se debería intr~ vagina en ese momento. Prueba a llenar la bañera y mete~ pulsas un líquido teñido de color verdoso, puede ser miento fetal. En ese caso, busca asistencia médica tengan que provocarte el parto.

La frase

«Siempre que oía hablar de 'romper aguas' me imaginaba un hecho terriblemente caótico, algo así como 'la apertura del Mar Rojo'. Pero, sinceramente,
lo mío no fue tan dramático: cuando noté que estaba empapada de cintura
para abajo, me entró la risa tonta ¡y no pude parar!».

EMILY PICKLES

¿Cuál es tu duda?

P Me aterroriza la idea de romper aguas en la calle o en algún otro lugar público.
¿Qué podéis decirme al respecto?

R *Que es muy poco probable que te pase. En el 75% de los casos la rotura de la membrana se produce inmediatamente después de que comience el parto. No obstante,
es lógico que te preocupe el hecho de que eso te pueda suceder delante de muchas
personas. Si estás solo a dos semanas de la fecha prevista de parto, prueba a llevar
una compresa y toallas sanitarias en el bolso siempre que salgas a la calle.*

P ¿Cómo puedo diferenciar la rotura de aguas de una simple pérdida de orina?

R *Si notas un goteo constante o expulsas un chorro abundante de líquido incoloro e
inodoro por la vagina, eso querrá decir que has roto aguas. La orina, por el contrario, tiene un olor ácido, como el del amoniaco. Si aún así no estás segura del
todo, pídele a tu médico que analice el líquido (se suele hacer con un tipo especial
de papel tornasol) para cerciorarte.*

36

El maletín mágico

¿Qué meterás en la bolsa para el día del parto? ¿De qué podrías prescindir?

Hay ciertas cosas que no deben faltar en un «kit» para el parto. No obstante, siempre puedes darle un toque «personal»...

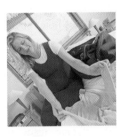

Hayas decidido o no tener un parto hospitalario, los artículos que se mencionan a continuación son esenciales para el gran día. Guárdalos en un bolso y ponlo en lugar visible. De ese modo tu «maletín mágico» estará listo si tuvieras que ser trasladada al hospital de urgencia. Procura tener todo preparado dos semanas antes de la fecha prevista de parto. ¡Nunca se sabe!

PARA LAS MAMÁS

- El plan de parto.

- Aceite suave para masajes.

- Calcetines gordos (a pesar del calor tropical que pueda hacer en el paritorio, notarás cómo se te congelan inexplicablemente los pies).

- Chupa chups o caramelos, para que no se te seque la boca y recuperes fuerzas.

- Un calcetín con tres pelotas de tenis dentro (¡en serio!) que tu pareja puede utilizar como artilugio para masajearte la espalda.

- Cepillo y pasta de dientes.

- Gomas para el pelo u horquillas (si es que tienes una larga melena).

- Protector labial.

- Un ventilador de mano a pilas.

- Cintas para radiocassette o CD (averigua qué clase de equipo tienen en el hospital).

- Tu propia almohada de casa (aunque parezca extraño, reconforta).

- Bebidas isotónicas o agua mineral.

- Tabletas de glucosa.

Una buena idea...

Necesitas una silla de seguridad homologada para el coche, si es que quieres que tu pequeño tesoro llegue a casa a salvo. Prueba a montarla y desmontarla varias veces antes de utilizarla. Aprende bien a enganchar los anclajes de seguridad. No cabe duda de que estas sillas son un gran invento, pero debido a su complejo diseño (toda clase de anclajes y correas de seguridad), hasta los papás más avezados pueden parecer unos auténticos lerdos a la salida del hospital. Advertido estás.

SI VAS A QUEDARTE EN EL HOSPITAL...

No olvides llevar contigo al hospital:

- Libros o revistas (aunque sean del «corazón») para pasar el rato

- Dos sujetadores especiales para la lactancia (si vas a darle el pecho al bebé)

- Almohadillas absorbentes para los pezones

- Bragas tipo «faja» (varios pares para cada día)

- Toallas sanitarias o compresas. No puedes usar tampones después del parto debido al riesgo de infecciones. Después de dar a luz sabrás por qué esas compresas «gigantes» que te dan en el hospital son tan útiles (aunque parezca que llevas un cojín). No obstante, muy pronto usarás las de siempre.

- Un par de batas o camisetas largas en su defecto

- Un albornoz fino (ya sabes el calor que hace en los hospitales, ¡y más en el cuarto de baño después de ducharte!)

- Zapatillas de andar por casa

- El neceser

- Cosméticos (si te aburres mucho, siempre puedes jugar a maquillarte; además, tienes que estar perfecta para cuando lleguen los «paparazzis»...)

- Tu agenda

- Tarjetas o papel para escribir

- Tu diario (empieza a escribir ya sobre el parto; si crees que esta experiencia se quedará grabada en tu memoria para siempre, estás muy equivocada)

- Tarjeta para la cabina telefónica

- Ropa ancha (cuanto más mejor) y cómoda para cuando vuelvas a casa (¿quizás uno de esos blusones premamá que tanto detestas?)

- Un regalo para los niños de parte del «nuevo inquilino»

Y PARA LOS PAPÁS...

Tienes que estar preparado para lo que se te avecina (apoyar a tu mujercita desde el comienzo del parto hasta que dé a luz puede ser agotador); así que llévate tu propio «kit» para el parto (pero no olvides que un barril de cerveza puede resultar ofensivo):

- Una camiseta de muda (el ambiente demasiado cargado, en fin, ya se sabe...)

- Cepillo y pasta de dientes, toalla pequeña, desodorante (para asearte en tiempo récord)

- Maquinilla de afeitar, espuma, loción para después del afeitado (vas a pasarte allí bastantes horas, me temo)

- Comida (tentempiés nutritivos, a ser posible; y olvídate de las comidas exóticas o demasiado picantes si no quieres que se le revuelva el estómago a tu embarazada...)

- Bebidas (las bebidas isotónicas, además de energía, te darán ese «look» de gimnasio tan interesante...)

- Números de teléfono

- Móvil (para utilizarlo fuera del hospital) o tarjeta para la cabina

- Cámara (de vídeo o fotográfica), película o cinta, y pilas (o el cargador...)

- El bañador (no es para posar, así que deja en casa las chanclas y demás accesorios), por si tu pareja va a dar a luz en una piscina

- Protector labial (tranquilo: si te preocupa que tu masculinidad puedes usar un cacao normal): el ambiente cargado de la habitación puede resecar tus labios

- Spray para la cara (hidrata tu piel y, si estás generoso, también la de tu pareja)

La frase

«Durante el parto, dar pequeños sorbos de agua de cuando en cuando te ayudará a reponer líquidos en un momento en el que tu cuerpo se está deshidratando debido al esfuerzo que estás realizando. ¿Acaso has visto algún corredor de una maratón alcanzar la meta sin haber bebido nada durante toda la prueba?».

The Pregnancy Center.

PARA EL BEBÉ

Aunque hayas decidido usar pañales de tela, es mejor que en el hospital uses los desechables.

¿Sabes a qué se parece el meconio (las primeras heces del bebé) y lo que puede hacer con la tela? Para que te hagas una idea, limpiar una gaviota que acaba de ser rescatada de una marea negra puede ser mucho menos desagradable y aparatoso que intentar asear a un recién nacido que se revuelve en un pañal de tela lleno de meconio...

- Dos monos enterizos (de esos que llevan dos broches a la altura del «culito»). Con uno podría bastar pero es mejor llevar otro de repuesto por si acaso. El hospital se encargará de vestir a tu bebé con unas batas diminutas mientras estéis allí, de modo que solo necesitarás la muda para volver a casa. Aunque te advierto que tu «cachorrito» puede hacerse «pipí, popó y pupú» en su precioso conjunto nuevo, que tan cuidadosamente preparaste para el recibimiento triunfal de la «pequeña bestia».

- Dos pijamas

- Gorrito

- Patucos

- Mantita suave o chal

¿Cuál es tu duda?

P ¿Podría llevarme mi propio reproductor de CD al hospital?

R *Pregúntalo. En algunos te dirán que utilices el equipo que tienen allí porque ha pasado los controles de seguridad pertinentes y el tuyo, probablemente, no.*

P He leído que se venden unas piruletas especiales para el embarazo y el parto que quitan la sensación de mareo además de aportar energía. En vez de las aburridas tabletas de glucosa, quisiera llevarle a mi mujer unas cuantas de esas piruletas. Seguro que le resultará muy cómico comerse una en un momento tan serio como es el parto. ¿Dónde puedo conseguirlas?

R *Existen esas piruletas, pero solo se venden en Canadá, Australia y Reino Unido (www.preggiepop.com). Pero la idea es buena, así que puedes comprarle algunas piruletas de caramelo convencional.*

37

Cumpleaños feliz

¡Por fin estás cumplida! Ahora lo que necesitas es informarte bien de las distintas fases del parto, para que nada de lo que vas a experimentar te pille por sorpresa...

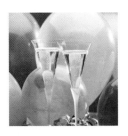

Si tú y tu pareja tenéis una ligera idea de en qué consiste un parto, llegado el momento de la verdad os sentiréis mucho más tranquilos y en control de la situación.

El parto, ya sea rápido, lento, hospitalario o «casero», siempre transcurre en una serie de fases bien definidas.

FASE TEMPRANA

El cuello del útero se acorta (proceso denominado «borramiento») y se abre o dilata de 0 a 3 centímetros. Las contracciones son espaciadas e irregulares y duran entre 30 y 45 segundos. Si has decidido dar a luz en el hospital o en una clínica, es mejor que permanezcas en casa durante esta fase para que el trabajo de parto se te haga más corto. Llama a la matrona y cuéntale lo que estás experimentando en ese momento. Si has decidido dar a luz en casa, intenta entretenerte con algo y descansa después de cada contracción. Mantente en posición erguida para facilitar el descenso del bebé por el cuello del útero, descansando cada vez que lo necesites. Procura orinar varias veces hasta que se vacíe por completo la vejiga (de lo contrario, dificultarías el periodo de dilatación). Bebe mucho líquido y prueba a comer un poco si puedes (necesitas reponer fuerzas para después).

Ellos

Contabiliza las contracciones y anótalo. Asegúrate de que tu pareja tiene todo lo que necesita. Ofrécele un refresco y algo de comer. Recuérdale que haga los ejercicios de respiración y relajación. Ten listas las llaves del coche y la bolsa por si tenéis que ir al hospital. Llama a la niñera para que se quede con los niños (si es que tenéis...).

Una buena idea...

Si notáis a vuestra pareja demasiado agobiada o asustada, prended su mano para transmitirle vuestra energía. Miradla directamente a los ojos. Intentad que se mantenga despierta y reanimadla dándole golpecitos suaves en las mejillas, si es preciso. ¡No dejéis de insistir! Empezad a hacer los ejercicios de respiración muy fuerte para que ella pueda seguiros. Id respirando cada vez más despacio, sin perder el ritmo, y parad un rato.

FASE ACTIVA

¡Se va animando la cosa! El cuello del útero continúa borrándose y se dilata entre 4 y 7 centímetros. Las contracciones son más intensas, menos espaciadas, y duran entre 45 y 60 segundos. Si vais a ir al hospital, este es el mejor momento para hacerlo.

Sigue practicando los ejercicios de respiración y relajación que aprendiste en el curso y cambia de postura cuantas veces puedas. Además de acelerar el proceso, te aliviará. No dejes de tomar líquidos y recuerda que debes orinar con frecuencia (aunque te parezca una tontería, es fácil olvidarse de las ganas de hacer pis con tantas molestias «ahí abajo»...).

Ellos

¡Ha llegado el momento de hacer deporte a toda máquina! Si a tu mujer le apetece caminar un poco, ayúdala. Ofrécele cubitos de hielo o sorbos pequeños de alguna bebida isotónica y refréscale la cara con una toallita húmeda.

Intenta estar pendiente de ella en todo momento y guíate por su expresión para saber lo que quiere (puede que le apetezca que la acaricies o no). Apoya tu mano sobre su espalda y presiona (si no te hace ningún gesto de desprecio, eso le servirá de masaje y le calmará el dolor).

Recuérdale de nuevo que siga con los ejercicios de respiración y relajación (díselo con mucho tacto). Anímala como haría un entrenador con sus «muchachos». Dile que lo está haciendo muy bien y que ya falta poco para el final.

No obstante, también tienes que estar pendiente de ti. Descansa cuando ella descanse y toma algún refrigerio para reponer fuerzas.

FASE DE TRANSICIÓN

Es la última fase de la dilatación y la más dura. El cuello uterino se dilata los últimos centímetros (de 7 a 10 en poco tiempo). La intensidad de las contracciones aumenta y se repiten cada 2 ó 3 minutos, durando 1 minuto aproximadamente. Algunas llegarán a su punto más álgido en más de una ocasión, con lo cual será más difícil sobrellevarlas. En este momento estarás muy irritable, muerta de miedo y desorientada.

Aunque es la fase más intensa, también es la más corta y te dejará a las puertas del alumbramiento. Concéntrate en una contracción cada vez. ¡Ya estás a punto!

Ellos

No te ofendas por nada de lo que te diga o haga. No puede evitarlo. Recuérdale que el final está cerca. Dile cosas bonitas y ayuda (si te lo pide, cógele la mano, dale un masaje y respira con ella; si ves que prefiere hacerlo sola, mantente al margen).

ALUMBRAMIENTO

Sentirás unos enormes deseos de empujar debido a la presión que ejerce la cabeza del bebé sobre la pelvis. Yo sentí a la vez unas ganas tremendas de hacer de vientre. De hecho, muchas sufren la misma confusión. No contengas la respiración en los impulsos. Tus abdominales se encargarán de empujar. Descansa después de la contracción. ¿Quién dijo que era fácil? Por algo lo llaman «trabajo de parto...».

A medida que el feto desciende por el canal de parto, notarás mucha presión en la vagina. Cuando la cabeza del bebé asome o, como se dice, «haya coronado», notarás ardor y un dolor muy intenso. Practica la respiración de jadeo mientras empujas para ayudar a que la cabeza del bebé salga. Eso reducirá el riesgo de desgarros.

Primero saldrá la cabeza, luego los hombros y, finalmente, el resto del cuerpo con el último empujón. ¡Acabas de tener un bebé!

Ellos

Ayúdala a cambiar de postura. Háblale para que mantenga los ojos abiertos y no pierda la concentración. Dale ánimos y, cuando veas asomar la cabeza del niño, jadea y resopla con ella. ¡Enhorabuena!

ÚLTIMA VUELTA

Ahora tendrás al bebé en tus brazos y ya solo faltará que expulses la placenta y te limpien. Si se te ha practicado una episiotomía o has tenido un desgarro, te darán unos puntos de sutura para cerrar la herida. Estarás cansada o excitada. Yo, particularmente, ¡me sentía hasta capaz de volar en ese momento!

Ellos

¡Felicidades! ¡Por fin eres padre! Abraza a tu «heroína», luego a la «criatura», sonríe de gozo y ¡empieza a hacer fotos!

¿Cuál es tu duda?

P Cuando di a luz a mi primer hijo, me puse a gritar y a decir palabrotas durante la fase de transición. ¿Es eso normal?

R *¡Por supuesto que sí! Yo me desgañité tanto en el primer parto que decidí no volver a hacerlo cuando di a luz a mi hija pequeña. Además estaba furiosa. Grita y maldice a quien quieras (es terapéutico...).*

P Me pusieron una inyección para facilitar la expulsión de la placenta en mi primer parto. ¿Es necesario hacerlo siempre?

R *Si le das el pecho al bebé justo después de dar a luz, liberarás una hormona llamada oxitocina que te ayudará a expulsar la placenta. Si no la expulsas pronto, la matrona te dará la opción de ponerte la inyección para evitar el riesgo de sangrados e infecciones.*

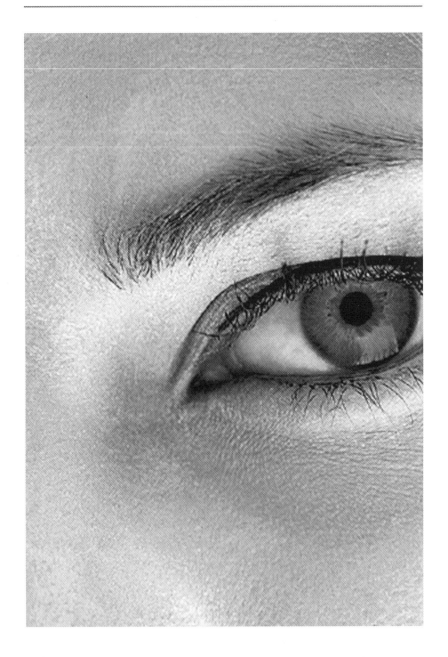

38

No hay triunfo sin dolor

¡Tonterías! Necesitarás algo para aliviar el dolor; pero ¿qué? Descubrimos lo bueno y lo malo de los métodos farmacológicos y naturales de alivio del dolor (entonox, petidina, epidural, relajación, ENET) más usados en el parto.

Nadie dice lo contrario: el parto es doloroso. Nada de «incomodidad», ni de «intensidad», ni ninguno de los demás eufemismos que proliferan en libros y revistas sobre maternidad. Seamos precisos: el parto es sinónimo de «dolor».

Las mujeres que esperan salir demasiado airosas de un parto, suelen asustarse mucho cuando llega el momento de la verdad y pueden llegar a sentirse frustradas al ver cómo se les suministran analgésicos para aliviar el dolor. El útero se está preparando, así que la manera en que reacciones al dolor y tu forma de enfrentarte a él determinarán la diferencia entre un parto sufrible y un auténtico calvario.

Cada mujer experimenta el dolor de un modo distinto. Algunas lo sobrellevan mejor que otras, pero lo que está claro es que aprender algunas técnicas para hacerlo más soportable ayuda. Saber qué es lo que te está pasando en cada momento te hará sentir más segura de ti misma y menos vulnerable al dolor del parto.

MÉTODOS NO FARMACOLÓGICOS

Existen diversos métodos no invasivos, ni farmacológicos de alivio del dolor que pueden ser utilizados durante el parto. En la fase temprana muchas mujeres sienten alivio del dolor tomando una ducha o un baño de agua caliente. También son efectivos los masajes, los remedios homeopáticos y la acupuntura. Hay técnicas de respiración, relajación y preparación oral que alejan la atención del dolor y ayudan a concentrarse, como las que Sheila Kitzinger describe en su libro El Nuevo Gran Libro del Embarazo y del Parto. Estas técnicas se enseñan en muchas clases de preparación al parto como estrategias de alivio del dolor.

Moverse y cambiar de postura también ayuda. Quizás descubras que estar de pie y apoyada en la pared o ponerte en cuclillas y mover la pelvis calman las molestias. Prueba a sentarte en una silla mirando hacia atrás, con la espalda muy erguida y las piernas separadas. La visualización es otra de las técnicas para concentrarse y desviar la atención del dolor. Imagina que tu bebé está descendiendo por el canal de parto y piensa que con las contracciones el nacimiento del niño está cada vez más próximo. Y recuerda: ¡el parto no dura eternamente!

ENET

La estimulación nerviosa eléctrica transcutánea (ENET) es otra de las prácticas no invasivas de alivio del dolor. Consiste en estimular la superficie cutánea aplicando sobre ella una leve descarga eléctrica. El resultado es la liberación de endorfinas, sustancias que hay en nuestro organismo que ayudan a calmar el dolor. Tardarás una media hora en notar el efecto de la ENET, así que es mejor administrarla en la primera fase del parto. El aparato de ENET trae una especie de mando a distancia para controlar la potencia de la descarga. No se han documentado casos de efectos secundarios en madres o bebés debido al empleo de esta técnica no farmacológica de alivio del dolor durante el parto.

ENTONOX

¡El entonox es genial! Es una mezcla analgésica de oxígeno (50%) y óxido nitroso (50%) (lo llaman «el gas de la risa»). En obstetricia se comenzó a usar hace años para disminuir el dolor del parto y ha demostrado ser un método eficaz, seguro y fácil de aplicar. El entonox da una sensación muy placentera. Cuando lo utilicé, me sentí «chisposa» y con ganas de reír (lo cual era de agradecer después de tantos meses sin probar una copa de vino. Tan pronto como notes la primera contracción, empieza a inhalarlo a través de la mascarilla. El efecto analgésico se coordina con el pico más alto de la contracción. Aunque el entonox atraviesa la placenta, no se conocen efectos secundarios. De hecho, la parte de oxígeno que lleva la dosis puede ser beneficiosa para el bebé. Como el entonox suele resecar la boca, sería bueno chupar un cubito de hielo o dar sorbos de agua después de cada toma.

ANALGÉSICOS INYECTABLES

Si los dolores del parto se hacen insoportables, existen una serie de analgésicos opiáceos como la diamorfina, la petidina o el meptazinol que se administran por vía intramuscular. Después de unos 20 minutos aproximadamente empezarás a notar el efecto, que dura entre 2-4 horas. Puede que se te administre más de una dosis durante el parto. Estos fármacos tienen efectos secundarios tanto en la madre como en el feto. Pueden provocar soñolencia, náuseas y hasta depresión respiratoria, por lo que se suele evitar utilizarlos al final del parto para no perjudicar al bebé principalmente.

EPIDURAL

Los nervios del útero y del canal de parto están unidos al cerebro (el encargado de que «sientas» el dolor) a través de la zona lumbar. El bloqueo epidural se puede realizar a nivel cervical, torácico o lumbar y es muy útil para cualquier tipo de dolor en dichas localizaciones.

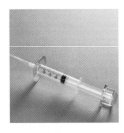 Cuando el anestesista te ponga la epidural, te insertarán un catéter entre las vértebras y luego te inyectarán un anestésico local. Es un método de alivio del dolor muy efectivo pero son muchos los efectos secundarios. Por ejemplo, los catéteres deben permanecer colocados durante un máximo de 7 días y su manipulación rutinaria puede provocarte una bajada de tensión. Esto, sumado a la necesidad de monitorizar al feto durante el parto, supone la obligación de permanecer en cama inmovilizada. Es posible que notes pesadez en las piernas o el goteo del líquido espinal, que provoca dolor de cabeza y espalda (aunque no es muy frecuente). El bloqueo epidural es aconsejable para aquellas mujeres a las que se les va a practicar una cesárea, ya que pueden estar despiertas durante la intervención.

¿Cuál es tu duda?

P Es posible que tengan que provocarme el parto. ¿Es más doloroso que el parto natural?

R *Te puede dar esa impresión porque notarás un dolor muy intenso de golpe, en vez de ir poco a poco como sucede en un parto no inducido. No obstante, antes de que te induzcan el parto, comenta con tu médico o ginecólogo todo lo que te preocupa al respecto.*

P ¿Por qué es tan doloroso el parto?

R *Para que el bebé pueda ser expulsado, el cuello del útero debe dilatarse hasta los 10 centímetros (suficiente para que el bebé pueda pasar a través de él). Al ir descendiendo, el bebé permite que el cuello uterino se reblandezca y, como se suele decir en la jerga médica, «se borre». Las contracciones del útero impulsan al bebé por el canal de parto hasta la vagina. En un parto normal, las contracciones siguen un patrón más regular que te permite aguantar mejor el dolor (son más espaciadas entre sí). No obstante, aunque tengan que provocarte el parto, siempre puedes descansar entre una contracción y otra (no hay una «mega-contracción» que dure todo el parto; son varias y espaciadas entre sí, como he dicho antes).*

39

Empieza la cuenta atrás

Si ya estás cumplida, tendrás que soportar la larga espera que suele preceder al parto. Pero tú misma puedes empezar a acelerar un poco el proceso. Presta atención...

A lo largo de todo el embarazo, la fecha del parto suele presentarse como una luz brillante al final de un túnel largo y oscuro. Todos tus planes han de estar coordinados y enfocados exclusivamente hacia ese día. Pero, para muchas mujeres, la ansiada fecha pasa y no sucede nada, y transcurre un día, y otro... Lógicamente, la impaciencia y la desesperación se empiezan a apoderar de ellas.

Es bastante normal que aún estando cumplida todavía no se hayan presentado los síntomas del parto. Según la experta en temas de embarazo Sheila Kitzinger, el 95% de los bebés que nacen lo hacen después de la fecha prevista de parto. Se le denomina «embarazo tardío» al que se prolonga más allá de la semana 42, cuando la mayoría de los embarazos duran entre 38 y 42 semanas. Alrededor del 5% de los embarazos son tardíos (más de 42 semanas). La duración media de un embarazo suele ser de 41 semanas y 1 día para las mujeres cuyo ciclo menstrual es de 28 días. Si, por el contrario, tu ciclo menstrual es irregular, seguramente la fecundación ha tenido lugar más tarde de lo que pensabas y, por eso, la fecha prevista de parto puede retrasarse más de la cuenta.

Una buena idea...

Comprueba cuánto se mueve tu bebé haciendo un cuadro de sus pataditas. Si los movimientos descienden puede significar que tu bebé no está creciendo como debe. Si este es tu caso, ve enseguida al hospital y solicita un chequeo. No te preocupes por parecer loca, nadie te lo tendrá en cuenta. Si tu seguro sanitario no autoriza la monitorización o la ecografía, no dudes en insistir. Un bebé que se mueve con mucha lentitud, puede estar en riesgo de nacer muerto.

Es de vital importancia saber que el bebé está totalmente maduro antes de provocar el parto. Si no se ha calculado la fecha con precisión, es probable que el bebé nazca prematuramente y requiera cuidados especiales después de nacer. No obstante, el exceso de madurez del feto también puede ser peligroso. En ese caso, sería necesaria la inducción del parto.

ESTOY CUMPLIDA. Y AHORA ¿QUÉ?

Mantente ocupada. Distráete. Toma baños, sal al jardín y camina... Lo que sea para no estar constantemente pensando en cuándo demonios llegará el momento culminante. Sal a comer con tus amigos sin los niños (¡mientras puedas, claro!). Deja un mensaje en el contestador que diga: «Tranquilos, todavía nada. En cuanto suceda lo que tiene que suceder, os avisamos. ¡Adiós!». Es un rollo tener que repetir constantemente que «todavía no» cada vez que te llamen por teléfono.

Hay otras muchas formas de distraerse. Si no es muy molesto, prueba con el sexo. Con el orgasmo liberarás oxitocina, hormona que estimula las contracciones. El semen contiene prostaglandinas, las cuales ayudan a reblandecer el cuello del útero y lo preparan para el parto. La estimulación de los pezones también favorece la producción de oxitocina. Aunque te suene a recomendación médica, puede acabar siendo muy divertido...

La acupuntura o acupresión y los remedios homeopáticos y herbales son estrategias igualmente válidas para relajarse y estar entretenida durante la espera.

No obstante, consúltalo con un especialista antes de empezar ningún tratamiento. Una comida exótica y picante también puede servir (siempre que después no te entre un tremendo ardor de estómago). Pero ni se te ocurra probar el cóctel de aceite de ricino. Además de tener un sabor asqueroso, puede provocar diarrea, calambres, náuseas, vómitos, deshidratación, fatiga y, con un poco de mala suerte, hasta contracciones uterinas espasmódicas pero inefectivas. ¡Puaj!

UNA SEMANA Y SIGUES A LA ESPERA...

Si tu embarazo se prolonga por una semana o más tras la fecha prevista de parto, el médico tendrá que observar periódicamente la evolución del bebé. La ecografía le ayudará a saber la cantidad de líquido amniótico que envuelve al feto. Según el resultado, el médico sabrá si la placenta está proporcionándole al bebé todo lo que necesita. Si ya estás cumplida, el riesgo de perjudicar al niño por no recibir el oxígeno y nutrientes suficientes de la placenta aumentará. En ese caso, la matrona se encargará de controlar la frecuencia cardiaca fetal (FCF) y estimulará la dilatación del cuello uterino.

DOS SEMANAS Y SIGUES A LA ESPERA...

Si han pasado ya dos semanas y todavía no se han presentado los síntomas del parto, el médico seguramente sugiera la inducción del mismo para evitar el riesgo de sufrimiento fetal. El sufrimiento fetal se produce cuando el bebé no recibe oxígeno suficiente. La FCF disminuye derivando en la incapacidad del feto para soportar el parto.

INDUCCIÓN DEL PARTO MEDICALIZADA

Existen varios métodos para inducir el parto:

■ Provocar la rotura de la bolsa de aguas: para romper la bolsa de líquido amniótico se utiliza un instrumento parecido a una aguja de croché. Mejor que no mires. Es bastante molesto, aunque no duele.

- Gel de prostaglandinas: se aplica un poco de este gel dentro de la vagina para estimular la maduración y reblandecimiento del cuello uterino.

- Solución inyectable de oxitocina («Syntocinón»): una vez hayas roto aguas se te puede administrar mediante infusión intravenosa una solución de oxitocina para provocarte las contracciones. Si después de la dosis no se iniciara el trabajo de parto, tendrían que practicarte una cesárea.

¿Cuál es tu duda?

P ¿Cómo puedo calcular la fecha de parto?

R *Tienes que empezar a contar desde el primer día de tu última regla. Si no recuerdas la fecha exacta, el médico te sugerirá someterte a un examen pélvico al principio del embarazo para calcular el tamaño del útero, o a un escáner para saber la fecha aproximada del parto.*

P Si decido esperar a que se inicie el parto naturalmente, ¿qué pruebas hay para saber que el bebé está perfectamente y no ha sufrido?

R *Gracias a las nuevas técnicas de monitorización fetal como el cardiotocograma (CTG), se puede hacer un diagnóstico prenatal del estado del feto (por ejemplo, las patadas y la frecuencia cardiaca) y de la evolución del embarazo (evaluando las contracciones uterinas). Para conocer el grado de adaptación del feto al útero materno, se compararán la frecuencia cardiaca fetal (FCF) y las contracciones uterinas. El estudio de la frecuencia cardiaca fetal se combina a menudo con lo que se denomina «perfil biofísico fetal». Bajo control ecográfico se podrán analizar cuatro aspectos fundamentales del feto: la respiración, el tono muscular, el movimiento y la cantidad de líquido amniótico que lo envuelve. Si hay suficiente líquido, eso querrá decir que tu placenta está realizando su función. El resultado de estas pruebas (se presenta a modo de puntuación) servirá para evaluar el estado de salud de tu bebé. Aunque el resultado haya sido óptimo, te repetirán las mismas pruebas a los pocos días para verificar el diagnóstico.*

40

Pequeños tesoros

¿Cómo se pueden reconocer los síntomas de un parto prematuro? ¿Se puede hacer algo para minimizar los riesgos? ¿Qué pasa cuando una mujer se pone de parto antes de la fecha prevista? ¿Qué cuidados necesita un bebé prematuro?

Un parto prematuro o «pretérmino» se produce entre las 28 y las 37 semanas de embarazo, es decir, 3 semanas o más antes de la fecha prevista de parto (FPP).

A continuación encontrarás la respuesta a muchas de tus preguntas sobre el parto pretérmino, que suele afectar del 5 al 10 por ciento de las gestaciones.

FACTORES DE RIESGO

Se ha comprobado que las mujeres que corren un mayor riesgo de tener un parto prematuro son aquellas que:

- Tienen un historial de contracciones prematuras o de partos pretérminos previos (el riesgo aumenta entre un 20 y un 40 por ciento).

- Se les ha diagnosticado un embarazo múltiple.

- Sufren de estrés durante el embarazo debido a su trabajo o a su estilo de vida.

- Han tenido una infección en el tracto vaginal durante el embarazo y no se ha tratado convenientemente.

- Han tenido una infección en las vías urinarias durante el embarazo y no se ha tratado convenientemente.

- Fuman, beben alcohol o consumes drogas con fines recreativos.

- Han tenido más de tres abortos o abortos espontáneos que fueron tratados con legrado uterino, también conocido como procedimiento de «dilatación y curetaje» (D&C) (que debilita el cuello uterino).

- Tienen diabetes.

- Tienen la tensión alta.

- Padecen preeclampsia, lo que provoca la subida de la presión arterial materna.

Si expulsas gran cantidad de líquido por la vagina, sangras, sufres contracciones prematuras o tus síntomas son parecidos a los premenstruales, acude al hospital urgentemente.

SOLUCIONES

Es posible ralentizar o incluso interrumpir por completo el proceso del parto. Te suministrarán analgésicos para detener las contracciones y te ingresarán en el hospital. Si el bebé no tiene más de 34 semanas, seguramente te pondrán una inyección de esteroides para acelerar el proceso de maduración de los pulmones del feto como precaución ante un posible nacimiento prematuro. Todo esto se dice muy fácilmente. Lo difícil es sobrellevarlo sin perder la calma. No obstante, hoy en día, gracias a los avances en el campo de la obstetricia y la neonatología, el porcentaje de bebés prematuros que sobreviven sin desarrollar complicaciones a largo plazo es cada vez mayor.

SUPERVIVENCIA

Si has tenido un bebé pretérmino o prematuro (el que nace antes de las 37 semanas de gestación), su apariencia será distinta a la de un recién nacido a término (el que nace entre las 37 y 42 semanas de embarazo). El pronóstico de supervivencia del bebé estará supeditado a su edad gestacional, a su tamaño y peso, a la disponibilidad de cuidados especiales y a las posibles complicaciones sufridas mientras estaba en el útero materno.

Si el bebé tiene menos de 23 semanas, casi seguro que no sobrevivirá. Después de la semana 24, menos de la mitad sobrevive. En estos casos, el tiempo extra que el bebé pueda permanecer en el útero materno determinará su supervivencia. Un bebé que nace después de la semana 25 de gestación tiene poco más de un 50% de probabilidades de sobrevivir. Después de la semana 26, un 75%, y entre la semana 26 y 28, un 85%.

Si el bebé nace a las 35 semanas, probablemente necesite pasar un breve periodo de tiempo bajo cuidados intensivos neonatales, pero estará perfectamente.

¿TIENES UN BEBÉ PREMATURO?

Un pediatra o neonatólogo se encargará de asistir el parto para reanimar al bebé. Una vez estabilizado, lo trasladarán a una unidad de cuidados intensivos neonatales (UCIN). Si has dado a luz en un hospital pequeño, probablemente sea necesario trasladarte a uno más grande que cuente con más medios para atenderos a ti y a tu bebé convenientemente.

Muchos bebés prematuros requieren ventilación asistida u oxígeno para poder respirar y es muy probable que algunos acaben desarrollando el síndrome de dificiles probable que el niño necesite ventilación asistida o que se le suministre «surfactante».

Debido al riesgo de infecciones, el bebé deberá seguir un tratamiento con antibióticos. Para evitar la deshidratación tendrán que suministrarle líquidos por vía intravenosa (a través de una vena central o del cordón umbilical). Lo monitorizarán para controlar su sistema cardiorrespiratorio y hasta puede que lo envuelvan en una especie de manta de papel celofán y lo metan en una cuna térmica para proporcionarle calor.

Todo esto te puede parecer terrible en un principio y es lógico que estés muy asustada. Tómatelo con calma. Deja pasar los días pacientemente sin separarte de tu bebé y no dudes en preguntar al personal sanitario cada vez que tengas dudas o te preocupe algo. Leyendo e informándote a través de otros padres o de especialistas en la materia, acabarás convirtiéndote en una erudita en cuidados intensivos neonatales. El viaje será largo y difícil, encontrarás muchos obstáculos en el camino, pero lo más importante es que el bebé te necesita y, ¿quién mejor que una madre para apoyar a su hijo?

¿Cuál es tu duda?

P ¿Cuándo podré tener a mi niño en casa? Es prematuro...

R *Depende de su edad gestacional y de las patologías que presente. Probablemente la vuelta a casa coincida con la fecha prevista de parto que te asignaron en un principio. Para que le den el alta al bebé, tiene que haber empezado a respirar bien por sí mismo (o quizás siga con el oxígeno un tiempo), debe ser capaz de comer y, muy importante, tiene que haber puesto peso.*

P ¿Qué problemas a largo plazo pueden afectar a un bebé prematuro?

R *En realidad, es una pregunta bastante difícil de contestar puesto que todos los bebés son diferentes y no todos evolucionan de la misma manera. Los bebés prematuros, en especial los que tienen menos de 32 semanas, presentan mayor riesgo de enfermedades respiratorias, problemas de audición y visión. Pueden tener dificultades para el aprendizaje o incluso padecer parálisis cerebral de algún grado. El médico y los grupos de apoyo formados por padres en tu misma situación te proporcionarán la ayuda necesaria para afrontar los problemas que afecten al desarrollo del niño de la mejor forma posible. No obstante, debes saber que un alto porcentaje de bebés prematuros crecen completamente sanos.*

41

¿Empujar... o no empujar?

¿Por qué se practican cesáreas? ¿Necesitarás una cesárea electiva? A continuación te ofrecemos algunos consejos para afrontar la cesárea con una actitud positiva.

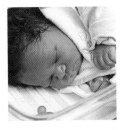

La cesárea es una intervención de cirugía mayor abdominal y por tanto no debería tomarse demasiado a la ligera. Muchas mujeres pueden decidir con antelación someterse a esta operación siempre que haya problemas médicos que así lo requieran; otras necesitarán ser intervenidas de urgencia una vez se haya iniciado el parto.

Cada día más y más madres famosas deciden someterse a cesáreas electivas bajo el pretexto de «conservar la figura», hecho que está derivando en una mayor demanda de intervenciones quirúrgicas de este tipo por motivos puramente estéticos. Pero, ¿la gente piensa que somos tontas o qué?

Beverly Beech, de The Association for Improvements in Maternity Services (La Asociación para el Desarrollo de los Servicios de Maternidad), cree que las mujeres no eligen una cesárea por mera conveniencia sino, más bien, porque han tenido una mala experiencia en anteriores partos y no quieren volver a pasar por lo mismo (así que optan por una cesárea electiva). La cesárea electiva solo se debería practicar cuando existen motivos clínicos que obligan a ello y teniendo en cuenta siempre la opinión del médico.

Una buena idea...

Una cesárea no debería impedir a una madre darle el pecho a su hijo. Coloca una almohada en tu regazo para proteger la herida y otra del lado del que vayas a amamantar al bebé. Utiliza la postura de «agarre» que emplean los jugadores de fútbol americano para sostener al niño y apóyalo en la almohada. Sostén la cabeza del bebé en la palma de tu mano y acércalo al pecho para que se «enganche». ¡Voilà! Ya puedes amamantar a tu hijo sin tener que preocuparte por la herida.

¿POR QUÉ SE PRACTICA UNA CESÁREA?

En algunos casos la cesárea será la opción más segura tanto para la madre como para el niño. La decisión se tomará con bastante tiempo de antelación y se le practicará a la madre una cesárea «electiva» (planificada) normalmente 1 ó 2 semanas antes de la fecha prevista de parto (FPP). Si hubiera complicaciones durante el parto, entonces la madre sería sometida a una cesárea de urgencia.

La cesárea es la alternativa menos arriesgada siempre y cuando:

- La placenta esté situada sobre el orificio de salida del útero impidiendo con ello el parto vaginal del niño (lo que se conoce como «placenta previa»).

- Se produzca una hemorragia vaginal grave y el parto no pueda transcurrir naturalmente.

- Se produzca un «prolapso de cordón» (o lo que es lo mismo, la súbita salida del cordón umbilical del útero, que se coloca por delante de la cabeza del niño, poniendo en peligro la vida de este).

■ Se te haya diagnosticado preeclampsia.

■ El bebé sea prematuro y su estado delicado, siendo necesaria la inducción del parto.

■ Hayas tenido recientemente una infección de los genitales externos por «virus herpes» (lo que se denomina «herpes vaginal») y se tenga que evitar la transmisión al feto durante el paso del mismo por la vagina.

¿QUÉ OCURRE DURANTE LA CESÁREA?

Se practicará una incisión abdominal transversal en el bajo vientre, cerca del pubis. Gracias a una nueva incisión en el útero que permite su apertura, se extrae al niño. A continuación se extrae la placenta y el obstetra cierra la incisión del útero y de la pared abdominal. La duración de una intervención de este tipo sin complicaciones es de unos 20-30 minutos.

Si se puede, se te administrará anestesia epidural. Eso quiere decir que permanecerás despierta durante la operación y podrás dar la bienvenida al bebé. Tu pareja también podrá estar presente. Experimentarás una sensación de presión durante la cesárea y notarás como si te estuvieran «hurgando», pero no te dolerá.

Si se trata de una cesárea de urgencia, se aconsejará la anestesia general para dormirte.

Te pondrán un gotero y te insertarán un catéter en la vejiga para vaciarla. Tendrás que permanecer así un rato después de la intervención (o, como sucede en muchos hospitales, hasta el día siguiente).

POSTOPERATORIO

Cuando se pase el efecto de la anestesia, sentirás dolor en la herida. No obstante, se te administrará algún analgésico para controlar el dolor. Los fármacos utilizados con este fin no están contraindicados en la lactancia.

La mayoría de las mujeres se levantan y están en pie a las 24 horas de la cesárea. Andar un poco y realizar los ejercicios recomendados por el médico te ayudarán a recuperarte antes y a prevenir una trombosis por inmovilidad. La mayoría de las madres salen del hospital o clínica 4 ó 5 días después del parto con cesárea y necesitarán apoyo durante algo más de 6 semanas (no podrán levantar peso, ni conducir, etc.) hasta que la herida haya cicatrizado del todo. El cambio en la dieta, una menor movilidad y los calmantes pueden provocar estreñimiento. Informa a tu médico si el problema persiste. Bebe mucho líquido y empieza con una dieta blanda. Es probable que tengas muchos gases: el aparato digestivo está volviendo a su funcionamiento normal tras la operación. No sientas vergüenza: ¡tienes que expulsarlos! Caminar un poco no solo te ayudará a «desinflarte»; también les harás pasar a tus compañeros de habitación un buen rato...

¿Cuál es tu duda?

P ¿Cuáles son los principales riesgos que se asocian a la cesárea?

R *Como cualquier otra intervención de cirugía mayor, la cesárea supone una serie de riesgos. Hay datos que demuestran que las mujeres corren el peligro de sufrir un sangrado vaginal bastante profuso durante y después de la operación. También hay mayor riesgo de infección debido a la incisión practicada e incluso podrías verte afectada por una trombosis a largo plazo. No obstante, andar durante el postoperatorio ayuda a evitar el desarrollo de coágulos de sangre. Con todo, puede que la cesárea sea la opción más segura, pero siempre serán los especialistas los que decidan en el caso de que exista algún riesgo de sangrado vaginal que pudiera poner en peligro tu salud y la de tu bebé.*

P Tuve mi primer parto por cesárea. ¿Tendrán que practicarme otra necesariamente esta vez?

R *No tiene por qué. Si los riesgos por los que se te practicó la primera cesárea se duplican esta vez, tendrás que pasar por otra intervención. De no ser así, no veo por qué no podrías tener un parto vaginal después de cesárea (PVDC).*

42

El instrumental del parto

Puede que hayas escuchado historias terribles sobre el instrumental «diabólico» que se utiliza en el parto asistido. Aquí va un pequeño adelanto (por decirlo de alguna forma).

En caso de complicaciones en el proceso de expulsión del bebé, el médico empleará una serie de herramientas (por ejemplo, fórceps y ventosa) de apoyo.

Muchas mujeres que han pasado por un parto asistido (lo contrario de un parto natural) piensan que lo han hecho por no haber estado mejor informadas sobre los procedimientos empleados para tal menester. Sabiendo que el fórceps y la ventosa se utilizan cuando hay algún problema para extraer al bebé, es normal que te asuste la incertidumbre que conlleva la experiencia del parto.

¿POR QUÉ SE PRACTICAN PARTOS ASISTIDOS?

■ El bebé que se presenta de nalgas suele ser extraído con la ayuda del fórceps. Una vez haya salido el cuerpo, se coloca el fórceps alrededor de su cabeza y se tira suavemente hasta que el bebé salga del todo.

- Cuando la cabeza del bebé no puede descender por el canal de parto, es decir, en caso de haber dificultades en el progreso del parto, será necesario el parto asistido.

- La anestesia epidural relaja demasiado los músculos del suelo pélvico, dificultando el descenso del bebé durante la fase de expulsión.

- Puede que el bebé se presente en una postura complicada (de cara, por ejemplo).

- Si estás agotada y no eres capaz de seguir empujando.

- Si el bebé ha sufrido algún daño durante la segunda fase del parto y necesita ser extraído lo antes posible.

Una buena idea...

Si has tenido un parto asistido con fórceps o ventosa, es aconsejable que hables con los médicos después de la intervención; pero procura que la cosa no quede solo en una breve charla antes de abandonar el hospital. Pide cita con el obstetra que asistió el parto para que te explique en profundidad lo que te han hecho (y por qué). Es probable que te cueste trabajo conseguir la cita, así que mantente firme en tu empeño pero sin llegar a la confrontación. La visita te ayudará a asimilar mejor todo lo ocurrido y a perderle el miedo a pasar de nuevo por un parto asistido.

FÓRCEPS

Se te administrará anestesia local a no ser que ya te hayan puesto la epidural.

En primer lugar, tendrás que tumbarte y colocar los pies en unos estribos. Luego te introducirán una sonda por la vejiga. Se te practicará una episiotomía (incisión en el perineo o parte baja de la abertura vaginal) para facilitar la entrada del fórceps (se trata de unas pinzas con los extremos en forma de cuchara, parecidas a las que se utilizan para servir la ensalada) en la vagina. El obstetra tirará suavemente ayudándose del impulso de las contracciones. Si el bebé no sale pronto, tendrán que practicarte una cesárea. Es probable que durante la intervención esté presente un pediatra que se encargará de atender al bebé inmediatamente después del parto.

Además de la episiotomía, y de algunas lágrimas, estarás dolorida e incómoda. Quizás tengas dificultades para orinar durante un tiempo. Las pérdidas de orina y el estreñimiento también son males comunes del posparto.

Puede que el bebé tenga moratones y la cabeza un poco deformada, llegando incluso a desarrollar ampollas en el cuero cabelludo. Pero no te asustes: desparecerán.

VENTOSA O VACUOEXTRACTOR

La ventosa o vacuoextractor es una especie de copa de plástico que se inserta por la vagina y se adhiere a la cabeza fetal una vez que esta se encuentra en el canal de parto.

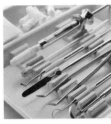

Primero tendrás que colocar las piernas en los estribos y luego te introducirán una sonda por la vejiga. El obstetra fijará la ventosa en la cabeza del feto y extraerá el aire con la ayuda de una bomba de succión que se controla con el pie o la mano. Una vez adherida, el obstetra te pedirá que empujes con la siguiente contracción mientras él tira de la ventosa. A veces la ventosa se resbala y tiene que ser colocada de nuevo. Si aún así el bebé tiene problemas para salir, se te practicará una cesárea.

Quizás la ventosa te resulte menos agresiva que el fórceps. Ciertamente, hay menos riesgos de dañar la vejiga y es probable que la episiotomía no sea necesaria. Puede que la cabeza del bebé haya quedado un poco deformada (como un «cono»), pero volverá a la normalidad. Con suerte, todo ello tendrá lugar en presencia de un pediatra, que se encargará del estado del bebé tras el parto.

Bebé a bordo

P   La primera vez que di a luz utilizaron el fórceps para sacar al bebé. Simplemente no podía empujar más. ¿Qué pasa si decido tener otro hijo? ¿También será necesario extraerlo con la ayuda del fórceps?

R   *Según una encuesta llevada a cabo recientemente en Australia, el 76% de las mujeres que tienen partos asistidos con fórceps y el 78% de las que tienen partos asistidos con ventosa dan a luz de forma natural (parto vaginal) la siguiente vez. ¡Así que ya sabes! La próxima vez intenta no acudir al hospital en seguida (quédate en casa y descansa). Come algo ligero antes de irte o bebe un poco de batido de yogur con frutas para reponer fuerzas. Pero intenta guardar unas pocas descansando después de cada contracción. Toma pequeños sorbos de agua o de alguna bebida energética para evitar la fatiga por la deshidratación, y chupa tabletas de glucosa. Todo ello te dará fuerzas para el «empujón final».*

P   A mi bebé tuvieron que sacarlo con ventosa. Al principio la forma de la cabeza era muy rara y luego le salió un hematoma. Empecé a preocuparme por los posibles efectos secundarios de la intervención, pero el médico me dijo que todo era normal. Ahora veo al bebé muy inquieto y lo peor es que una amiga me ha comentado algo sobre la «osteopatía craneal», una afección que al parecer padecen los niños que han nacido con ventosa. ¿Dónde puedo conseguir más información sobre la osteopatía craneal?

R   *En el recién nacido hay áreas amplias sin osificar entre los huesos llamadas «fontanelas» o «fontículos» Hasta que esas áreas no terminen de osificarse, notarás al bebé irritable. Según los especialistas en osteopatía craneal, los bebés que nacen con ventosa a menudo presentan lesiones de la sínfisis esfenobasilar (SFB), un hueso «no macizo» que se aloja detrás de los senos paranasales dentro del cráneo. Aunque no se puede manipular este hueso directamente, intentarán aliviar la presión que ejerce sobre la cabeza del niño desde el exterior con la ayuda de algún instrumento específico para ello.*

43

Episiotomía:
el terror de las incisiones

Siempre que se pueda, es mejor evitar la episio- tomía. Pero a veces no tendrás otra opción y lo úni- co que querrás será que la herida cicatrice lo antes posible y todo vuelva a la normalidad. Aquí tienes algunos consejos...

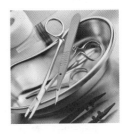

La episiotomía es un procedimiento que consiste en realizar una incisión en el perineo para facilitar el parto y evitar un desgarro. ¿Qué pasaría si os cortaran a vosotros eso a rodajitas con unas tijeras, chicos?

Tu cuerpo está diseñado para dar a luz sin necesidad de intervenciones quirúrgicas. Existen muchas maneras de evitar la episiotomía. Sin ir más le- jos, yo misma he pasado por cuatro partos prescindiendo de ella.

Pero hay casos en los que la episiotomía es necesaria, por ejemplo cuan- do el bebé se presenta de nalgas o cuando su delicada cabeza se encuentra en una posición poco normal en la pelvis, previéndose que la expulsión del feto sea excesivamente lenta.

Normalmente los desgarros son el resultado de una mala postura adoptada por la madre para empujar. Tumbarte boca arriba es lo peor que puedes hacer, así que cambia de postura durante el parto. Para evitar un desgarro y, por tanto, la episiotomía, es mejor estar tumbada de lado. Empuja solo cuando el cuerpo te lo pida. A no ser que te hayan puesto la epidural, no necesitarás a nadie al lado ordenándote empujar con todas tus ganas. Cuando sientas una contracción muy fuerte y pienses que se te van a salir las entrañas, empuja: ¡el bebé está en camino! A medida que la cabeza del bebé se encaja en el perineo, notarás mucho escozor. Levanta la barbilla y resopla suave pero con rapido. Eso contribuirá a que la cabeza vaya saliendo. Si en ese momento intentas notarla poniendo la mano encima de tu abdomen, te sentirás más segura y controlarás lo que está aconteciendo.

Una buena idea...

Dar a luz en el agua, al igual que hacerlo sentada sobre un taburete, reduce el riesgo de episiotomía. Pero, quizás, aquí lo más importante sea la actitud de tu obstetra. Pregúntale en cuántos partos tiene que «sacar las tijeras». Si es en más del 20%, que te diga por qué.

Las matronas están entrenadas para ayudarte a evitar posibles desgarros (y la episiotomía) durante el alumbramiento. Algunas lo hacen protegiendo el perineo con las manos mientras el bebé va coronando.

MASAJE DEL PERINEO

Otra técnica encaminada a proteger el perineo consiste en masajearlo durante diez minutos todos los días a lo largo del último trimestre de embarazo; de ese modo, conseguirás que los tejidos perineales se vuelvan más elásticos.

Primero lávate las manos y córtate las uñas (si es que las sueles llevar largas). Luego, siéntate en la cama o sobre algunos cojines en el suelo. Flexiona las rodillas hacia arriba y separa las piernas, dejándolas caer hacia los lados completamente relajadas. Coloca unos cojines debajo para estar más cómoda. Imprégnate los dedos de aceite de oliva. Para ello te recomendaría utilizar uno de esos botes de plástico blando rellenables que se compran para cuando te vas de viaje. Así evitarás meter los dedos directamente en el aceite, echando a perder lo que sobre.

Úntate el perineo de aceite con cuidado de no tocar el recto ni la vagina para evitar posibles infecciones.

Introdúcete los dedos y haz presión sobre la cara posterior de la pared vaginal. Luego, muévelos suavemente y sepáralos, intentando abarcar todo el tejido perineal.

Repite este masaje varias veces durante unos minutos. La presión es parecida a la de la cabeza del bebé cuando va descendiendo.

A continuación, siempre con los dedos bien lubricados, introduce el pulgar en la vagina y deja fuera el índice. Frota el área del perineo que queda entre los dos dedos. Relaja los músculos y continúa con el masaje. Hazlo suavemente, ya que un tirón podría provocarte hematoma o incluso hinchazón.

LOS EJERCICIOS KEGEL

Estos ejercicios fueron ideados por el doctor Arnold Kegel para fortalecer los músculos del suelo pelviano, que hacen de colchón para la vejiga, el útero, y los intestinos. El peso del útero a veces puede estirar demasiado el suelo pélvico, provocando la caída de la vejiga y los intestinos.

Acondicionar estos músculos te ayudará a evitar posibles desgarros durante el parto y la temida episiotomía.

Para identificar los músculos del suelo pelviano, haz como si estuvieras haciendo pis y tuvieras que retener la orina. Introdúcete el dedo (si lo prefieres, pide ayuda a tu pareja) en la vagina al tiempo que contraes y relajas los músculos alternativamente, y aprieta.

No endurezcas la barriga ni los gemelos cuando realices este ejercicio. Tampoco contengas la respiración. Practicar esto te ayudará a coordinar la respiración y las contracciones cuando llegue el momento del parto.

APRIETA Y RELAJA

Ponte cómoda. Túmbate de lado (nunca en posición horizontal y boca arriba, si estás embarazada). Aprieta lentamente los músculos del suelo pélvico. Coloca una mano sobre el hueso del pubis e intenta contraer toda la vagina, hasta donde te llega la mano. Aguanta así 5 segundos y relaja. Repite el ejercicio.

El ascensor

Ponte cómoda. Aunque al principio te suene a broma, este ejercicio suele tener muy buenos resultados...

Imagínate que hay un ascensor en miniatura dentro de tu vagina y que la puerta empieza a abrirse (y sale un ascensorista que empieza a anunciar a voces: «¡Planta baja! ¡Apertura de puertas vaginal! ¡Planta baja! ¡Apertura de puertas vaginal!...»; si es que eso te ayuda a concentrarte mejor, claro). Imagina ahora que el ascensor comienza a subir, pasando por todas las plantas de tu «edifico pélvico». A medida que asciende, intenta apretar los músculos un poco más sin perder nada de la tensión acumulada en la «planta baja». Una vez hayas alcanzado el último piso (y se oiga una voz que diga: «¡Cervix, útero y órganos internos!») inicia el descenso hasta relajar del todo los músculos.

¿Cuál es tu duda?

P Me practicaron una episiotomía durante el parto de mi hijo hace dos semanas. ¿Hay algo que pueda hacer para que la herida cicatrice más rápido?

R *Envuelve un poco de hielo en un pañuelo y póntelo en la herida para que baje la hinchazón. Añade un poco de sal yodada al agua del baño. Después de bañarte, haz los ejercicios Kegel. Al principio te costará, pero a la larga notarás cómo se tonifican los músculos del suelo pélvico; así, la herida cicatrizará mucho antes.*

44

Y después de la tempestad... la "tristeza"

¿Cómo te sentirás después de tener al bebé? Quizás estés muy alicaída y tengas que enfrentarte a lo que se conoce como «tristeza puerperal» (en inglés, «baby blues»).

Adaptarse a la vida con un recién nacido lleva su tiempo. En determinados momentos tus ojos irradiarán el amor que sientes hacia el nuevo ser que los dos habéis traído al mundo, experiencia totalmente nueva y, a todas luces, maravillosa. Pero en otros, llorarás de desesperación por las noches sin dormir o porque la pequeña bestiecilla se ha vuelto a «hacer todo» en los pañales recién cambiados. A veces estarás harta de verle la «bola de billar» que tiene por cabeza y hasta querrías taparla con un peluquín...

La montaña rusa emocional de la que eres presa se debe, en parte, a los cambios hormonales que estás experimentando. Estás agotada y no puedes pensar con claridad. Además de estar todavía convaleciente después del parto, tienes que soportar las noches sin dormir para darle el pecho al bebé y las muchas horas de vigilia esperando a que el niño por fin se duerma.

Este es el consejo más sabio de todos los que se incluyen en el libro, así que lee con atención: cuando el bebé esté dormido, aprovecha para dormir tú también. No te pongas a limpiar ni a poner orden en nada. Simplemente, intenta dormir. Y si alguien se ofrece para echarte una mano, pues que saque al niño a dar un paseo en su flamante cochecito mientras tú te quedas «cabeceando...».

Una buena idea...

Si tu pareja está demasiado susceptible y llorona, dile que es normal. Puede que hasta se sienta avergonzada por ello. Anímala a que duerma todo lo posible. Dile que es una madre maravillosa. Prepárale la cena. Dad paseos románticos a la luz de la luna (abuelita estará ahí para cuidar del niño). Hazle saber que no está sola en esto y que la ayudarás en todo. Mímala como a un bebé e intenta que, a partir de ahora, «proteger a la madre de tus hijos» sea tu objetivo primordial.

TRISTEZA PUERPERAL

Este problema afecta a muchas madres, especialmente en los primeros días después del parto, cuando tiene lugar la gran explosión hormonal. Muchas experimentan un periodo corto de tristeza o cambio de humor, algo natural e incluso sano, que se conoce como «tristeza puerperal» o «baby blues». Uno de los factores que contribuyen a la tristeza puerperal es la primera subida de leche que tiene lugar a los dos o tres días del parto. Pero lo que a mí me hacía llorar realmente no era la subida, sino cada vez que se me salía la leche inesperadamente; y, más aún, llevando un finísimo vestido de seda color crema para mi primera escapada nocturna después del parto. Desde luego, no fue una buena elección. Un traje estampado con manchas oscuras hubiera sido mejor...

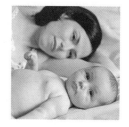

Los síntomas de la tristeza puerperal (que afecta, aunque sea solo temporalmente, a la mayor parte de las mamás recién estrenadas) incluyen:

■ Tristeza: es muy probable que te hayas visto tu barriguita fláccida en el espejo y no hayas podido evitar deprimirte. A mí todavía me deprime a veces (y eso que el niño ya tiene cinco añitos...).

■ Ganas de llorar: las hormonas te harán sentir demasiado sensible y a menudo tendrás ganas de llorar sin motivo aparente. Aquí también influye el hecho de asumir que los niños, como los perros, son para toda la vida.

■ Susceptibilidad: sí, es normal que estés «llorona» y mimosa. Pero cuando estéis deshaciéndoos de montones de trastos para donarlos a una tienda benéfica porque necesitáis hacer sitio para que quepa todo el equipo del bebé, que por cierto cada vez va ocupando más y más espacio, y tu pareja saque del cajón unas bragas viejas y te pregunte si también son para donarlas, no es que tú estés demasiado susceptible, no. En ese caso, él está siendo un mezquino insensible y cruel contigo.

■ Ansiedad: es lógico que el estar pendiente a cada minuto de que el bebé respire o no produzca cierto desasosiego. Así que no te asustes: no te has vuelto loca (por ahora...).

■ Irritabilidad: un «tirano» de proporciones diminutas con las maneras de Atila te ha absorbido por completo. Tienes derecho a estar irritable, sobre todo si acabas de preparar un baño relajante y el pequeño monstruo empieza a berrear de nuevo pidiendo su ración de leche. Una vez más...

■ Sensación de inadaptación: todas las que acaban de ser madres pueden llegar a sentirse desbordadas en ocasiones. Criar a un hijo es una enorme responsabilidad y os compete exclusivamente a tu pareja y a ti. Lleva su tiempo adaptarse al nuevo rol. Hasta entonces, y en especial tú, experimentarás una sensación de inadaptación e incapacidad para desempeñar el papel que has elegido. Teniendo en cuenta que los bebés no vienen con instrucciones, es lógico que al principio creas que la situación acabará por desbordarte.

Por cierto, hasta los «perros viejos» (como yo) nos hemos sentido desbordados en algún momento. No creas en esos que alardean de su despreocupación. Estarán tanto o más agobiados que tú por las exigencias del bebé.

¿Cuál es tu duda?

P Estoy tan obsesionada con el niño que creo que he descuidado un poco a mi marido. Todavía no estoy preparada para mantener relaciones sexuales y por eso no hay tanta complicidad entre nosotros (¡y a veces me tengo que recordar a mí misma que el pobrecito también necesita sentirse un poco querido!). Ahora solo tengo ojos para el bebé. ¿Es normal?

R *Está muy bien que te hayas dado cuenta de este problema tan común que a muchos les cuesta reconocer. Te has enamorado de otro hombre, tu hijo, y es lo único que te llena. Pero tu pareja es alguien a quien tú elegiste. Recuérdaselo. Solo tienes que «darle un poco de coba», preguntarle por su día en el trabajo y, cómo no, escucharle. Sorpréndelo con regalos de poca importancia para que vea que piensas en él cuando no estáis juntos. Mímalo un poquito (después de todo, de no ser por él, ¡no habrías llegado a conocer a tu pequeño «amante»!).*

P Me echo a llorar por cualquier cosa y me canso mucho; además, lo estoy pagando con mi hija de cuatro años, que no tiene culpa de nada. ¿Qué hago para que la situación mejore?

R *Lo primero que tienes que hacer es descansar y mirar más por ti. Luego intenta dedicarle más tiempo a tu hija, en vez de estar todo el día con el bebé. Llévatela de picnic al parque (os puede acompañar su osito de peluche favorito) o de visita al zoo algunas mañanas (solas tú y ella). Es cierto: la niña se está adaptando a la nueva situación y puede que sienta celos de su hermanito, así que no seas demasiado dura con ella. Si te ha visto llorando, sé sincera. Dile que mamá está un poco cansada y gruñona (igual que se pone ella cuando lleva varios días acostándose tarde), que te estás intentando acostumbrar al bebé, y que las cosas mejorarán muy pronto (mejor que cruces los dedos en ese momento sin que ella te vea...).*

45

Tus adorables vecinos

Durante tu estancia en el hospital toparás con gente de todo tipo (¡es una advertencia!). ¿Quieres saber cómo se puede lidiar con personas tan diversas sin acabar desquiciada? Aquí encontrarás algunos trucos bastante útiles...

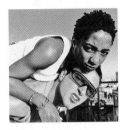

Después de dar a luz pasarás unos días ingresada en el hospital. La duración de la estancia dependerá de tu estado de salud físico y mental, así como de la salud del bebé.

Tras un parto normal, la estancia media suele oscilar entre 6 horas (con mucha suerte) y dos días. Si se trata de una cesárea, la duración será de entre 3 y 5 días. Aunque todo dependerá de la política del hospital.

Una vez os hayan trasladado al pabellón de las «recién paridas», tu bebé y tú seréis sometidos a frecuentes chequeos. Al pequeño lo identificarán poniéndole una pulsera que lleve su nombre. Al cabo de unas dos horas, te trasladarán a la planta de neonatología, donde permanecerás en calidad de ingresada hasta que te den el alta. En este pabellón suele haber unas 6 camas y el ambiente, en principio, puede resultarte un poquito subido de tono (todas esas señoras tan desinhibidas, ¡aireando sus «secretos de alcoba» delante de unos completos desconocidos!). En fin, siempre puedes pagar por una habitación para ti sola, si así lo prefieres.

Mientras estés en el hospital (aunque no en todos) tendrás a las matronas a tu entera disposición durante todo el día, lo cual siempre resulta muy tranquilizador, especialmente cuando se es primeriza. Pondrán al bebé en una especie de acuario de plástico junto a tu cama.

Una buena idea...

Papás: tenéis que haceros a la idea de que en los primeros días mamá va a necesitar más cariño y mimos que de costumbre. Hacedle regalos de esos que se utilizan como estrategia para conquistar a una mujer (y que no tengan ninguna relación con el bebé, por favor...). Por ejemplo, podrías comprarle un nuevo «kit» de maquillaje (muchas marcas de cosmética venden maletines que ya vienen preparados con todos los productos de belleza imprescindibles para ello). Elige un tono más suave en vez del típico rosa chillón. Y pásate por las rebajas de la sección de señoras para conseguirle algún trapito. Cuando le digas por qué se lo regalas, verás cómo sus ojos le hacen chirivitas (y ¿quién sabe? Puede que hasta quiera ponérselo para ti «en privado»...). Y, por último, para reavivar el «erotismo de alcoba» del que seguramente os habíais olvidado con tanto estrés, cómprale una bata de seda que se ciña al cuerpo para que se sienta sexy cada vez que gocéis de un poco de intimidad.

Durante tu estancia, las matronas te tomarán la temperatura, el pulso y la tensión al menos una vez al día. Palparán tu barriga para asegurarse de que el útero está volviendo a su estado normal después de la dilatación para el parto. Te preguntarán por tus «loquios» (pérdidas de sangre de la vagina después del parto, parecidas a las de la menstruación; los primeros días serán más abundantes pero irán disminuyendo gradualmente en cantidad y el color de la sangre pasará de rojo a blanco; pueden durar hasta 5 ó 6 semanas).

Si expulsas coágulos de sangre bastante grandes, díselo a la matrona. Es relativamente normal, aunque si te siguiera pasando, podría deberse a que aún quedaran restos de placenta en tu organismo. Si se diera el caso, tendrían que extraerlos para evitar posibles sangrados vaginales e infecciones.

Si recibiste puntos de sutura tras una episiotomía, la matrona los revisará a diario para comprobar que están cicatrizando bien. Si te sometieron a una cesárea, entonces revisará la herida para asegurarse de que está limpia y ha empezado a cerrarse.

También te hará todo tipo de preguntas acerca de tu orina y tus heces (me encantaba cuando me decía: «¿ya has vaciado hoy?». Era tan directo y escatológico que hasta me hacía gracia). A propósito, es muy normal que no te entren ganas de «evacuar» en los dos días siguientes al parto: tu aparato digestivo está reponiéndose y pronto volverá a su nivel de rendimiento habitual.

La matrona te dará consejos sobre lactancia y te enseñará, puesto que ha sido entrenada para ello, a ponerte al pecho al bebé correctamente con el fin de que aprendas bien a «engancharlo».

Por supuesto también estarán pendientes del niño. Comprobarán que no padece ictericia por el color de su piel y te preguntarán si está haciendo «pipí y popó» con normalidad (son muy insistentes estas matronas...)

Comprobarán que sus ojos no están pegados (algo bastante común) y que no tiene aftas (son una especie de llagas de color blanquecino en la boca y en la lengua), síntoma típico de una infección por hongos de las membranas mucosas de la boca y la lengua conocida como «candidiasis bucal». Le echará un vistazo al muñón de cordón umbilical y te enseñará a mantenerlo limpio y seco.

Antes de marcharte, te darán unos papeles que tendrás que presentarle a tu médico de cabecera lo antes posible y unos números de teléfono que funcionan las 24 horas del día para consultas urgentes.

Alrededor del séptimo día, el niño será someti do a una prueba de «fenilquetonuria» (PKU) por medio de un pinchazo en el talón. La fenilquetonuria (PKU) es un desorden genético poco frecuente (afecta a uno de cada diez mil a veinte mil embarazos aproximadamente), debido al cual el niño no puede metabolizar la fenilalanina (un aminoácido esencial). Esta prueba se realiza para prevenir el desarrollo de la enfermedad, siendo a veces necesario seguir un tratamiento. El décimo día pesarán al niño para comprobar que ha vuelto al peso que presentaba al nacer (los bebés suelen adelgazar un poco los primeros días posteriores al parto). Si la matrona queda satisfecha, te dirá que, a partir de ahora, te pongas en manos del pediatra.

Tendrás que ir regularmente a la unidad de neonatología de tu centro de salud para que pesen al niño, lo vacunen y comprueben que su desarrollo es normal.

¿Cuál es tu duda?

P El otro día el pediatra empezó a tirar de las caderas del bebé con fuerza, lo cual me pareció un poco brusco, sinceramente. ¿Por qué hizo eso?

R *Lo hizo para asegurarse de que las caderas del niño no crujen, es decir, que no se han dislocado. De lo contrario, el bebé necesitaría seguir un tratamiento lo antes posible. No obstante, antes de que te den el alta, el pediatra le hará un chequeo completo al niño.*

P La matrona me comentó algo de una puntuación en una prueba conocida como «test de Apgar». ¿A qué se refiere?

R *El test de Apgar sirve para medir con rapidez cinco características del bebé fácilmente identificables (frecuencia cardiaca, fuerza respiratoria, tono muscular, reflejos y color de la piel), a las que se les asigna unos valores de cero a dos, que sumados dan una puntuación máxima de 10. El test se realiza en los minutos uno y cinco después del alumbramiento. Una tasa de 6 o más puntos en el minuto uno y una puntuación igual o mayor en el minuto 5 indicarían que la situación del bebé es buena o excelente. Sin embargo, ante una puntuación baja o una tasa de entre 5 y 6 puntos en el minuto cinco, quizás sea necesaria algún tipo de actuación médica (desde su observación en incubadora durante las primeras horas de vida, hasta el ingreso en una planta de neonatología para investigar la causa).*

46

La gran evasión

Cuando das a luz en un hospital, lo único que deseas es volver a casa lo más pronto posible con tu bebé. Sin embargo, necesitas saber una serie de cosas que te acontecerán antes de que os den el alta.

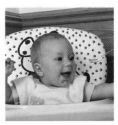

Criar a un hijo (especialmente al primero) es siempre un reto. La experiencia, aunque maravillosa, también asusta. Pronto os daréis cuenta de que vosotros dos sois los únicos responsables del niño. Pero que el ánimo no decaiga: ¡acabáis de iniciar un viaje alucinante al maravilloso mundo de la familia!

El tiempo que debas permanecer en el hospital tras el parto dependerá de tu estado de salud y del de tu bebé, además de la política del centro en cuestión. Si esta ha sido la primera vez, pasarás más tiempo ingresada ahora que en partos venideros. Pero no estás obligada a quedarte allí si te encuentras muy a disgusto; siempre puedes pedir el alta voluntaria, lo mismo que si te sintieras mal, podrías solicitar quedarte más tiempo hasta recuperarte del todo.

Después de la excitación que conlleva un parto, es normal que empieces a sentirte agobiada. Son muchas cosas en las que pensar a partir de ahora.

Así que intenta relajarte (casi todo el mundo sabe qué es tener un hijo por primera vez y prácticamente todos aprenden a sobrellevarlo). Eso no quiere decir que tú vayas a ser la única que no sea capaz de hacerlo; tarde o temprano lo lograrás. Además, los padres perfectos no existen; en realidad, todo se resume a la conocida fórmula de «ensayo-error» (si no, que se lo pregunten a mi hijo de 18 años; fue nuestro «ratón de laboratorio» y la verdad, ¡salió muy bien parado!).

Una buena idea...

Papás: intentad darle una sorpresa de bienvenida a vuestra chica cuando salga del hospital. No es necesario tirar la casa por la ventana para que sea algo memorable. Por ejemplo, podéis decorar el salón con globos y serpentinas de colores. A propósito, aquí tenéis un buen truco: comprad un poco de papel pinocho y dobladlo varias veces; haced con la tijera varios cortes longitudinales de 5 centímetros de ancho en el papel; desdobladlo y ¡tachán! Ya tenéis una «mega-serpentina». Pegad un extremo en el techo con un poco de masilla adhesiva (una especie de plastilina pegajosa de color azul) y luego id caminando hacia el medio de la habitación más o menos, hasta que ya no podáis tirar más. Volved a doblar la serpentina dándole unas diez vueltas y, finalmente, pegad el otro extremo en el techo. Cuantas más hagáis, más papeletas tendréis para que mamá haga el bizcocho de chocolate preferido de papá. ¡Ánimo!

Te recomiendo que estés acompañada durante la primera semana de posparto. Todo será mucho más fácil si tienes a alguien al lado que te eche un cable. Por el mismo motivo te sugiero que tengas a mano unos cuantos números de teléfono. A lo mejor algunos de tus amigos se han estrenado como papás antes que vosotros y no les importa hacer de mentores...

Un sabio consejo: cuídate. Come bien, descansa y sal de vez en cuando (tu pareja o algún familiar se quedarán con el niño). Y recuerda que la lactancia es una técnica que tanto tú como el bebé debéis aprender. Puede que os lleve algún tiempo conseguir que se convierta en una habilidad natural, de modo que sería bueno que te pusieras en contacto con un especialista en lactancia siempre y cuando lo creas conveniente. La web de «La Liga de la Leche» (www.laligadelaleche.org) también te será de gran ayuda en este aspecto.

Es genial recibir visitas, pero puedes acabar un poco harta. Aquí los papás deberíais hacer de escudo protector animando a los que vengan a colaborar un poco (ya sea haciendo algún trabajillo o trayendo la comida o la cena) y «espantando» a esos que vienen simplemente a pasar el rato sin mucho afán de «pringarse».

LOS RETOS DEL CUERPO

Ya en casa, tendrás que ir a ver a la matrona para que te haga un seguimiento durante 10 días, hasta que finalmente te ponga en manos del médico.

Al principio es posible que tengas sangrados vaginales frecuentes y abundantes, especialmente durante la primera semana. De hecho, con la actividad, ahora que ya has vuelto a tu vida normal (bueno, normal hasta cierto punto...) y durante la lactancia, verás como el flujo es más abundante y hasta puede ir acompañado de coágulos. El color pasará de un rojo vivo a un tono más oscuro y, con el tiempo, se volverá marrón. Si sigues sangrando mucho o estás expulsando coágulos bastante grandes después de los primeros días, llama a la matrona o al médico.

En los días sucesivos al parto también es frecuente experimentar dolores y punzadas en diferentes partes del cuerpo (en realidad, estos dolores son más normales cuando se trata de segundos y posteriores partos), así como sensaciones de cansancio y debilidad por el esfuerzo realizado. Las contracciones dolorosas («entuertos») que sentirás en el útero están relacionadas con el proceso de disminución del tamaño del mismo y serán más fuertes todavía mientras estés dándole el pecho al niño.

Si te han practicado una cesárea, tu estancia en el hospital será de 4 ó 5 días. No obstante, si no tienes a nadie en casa que te pueda cuidar durante las dos primeras semanas de posparto (ten en cuenta que no podrás levantar peso, ni conducir, ni hacer demasiados esfuerzos), es probable que la estancia se prolongue por más tiempo.

La frase

«No entiendo por qué se dice: 'se tienen hijos'; más bien son los hijos los que nos tienen a nosotros».

GALLAGHER, humorista (EEUU).

No es raro que durante el posparto (sobre todo cuando estés en casa) te veas afectada por lo que se conoce como «tristeza puerperal». Es un estado depresivo producido por la sensación de inadaptación de la mujer a su nuevo rol que suele durar una o dos semanas. Luego, todo volverá a la normalidad. Si no fuera así, cuéntaselo a tu pareja y habla con tu médico del tema. Es probable que el problema haya derivado en una «depresión posparto» y que necesites ayuda para superarla.

¿Cuál es tu duda?

P A veces me asusta la idea de que esta criatura dependa tanto de mí. ¿Es normal?

R *Pues claro. Todo el mundo siente lo mismo. Me explico: todos tenemos que aprender a ser padres, pero no solo una sino varias veces en la vida. Cada hijo es un mundo diferente, cada vez es distinta y lo desconocido nos da miedo; por eso nos da la impresión de que debemos «reaprender» nuestro rol siempre que le damos la bienvenida a un nuevo miembro de la familia. Que sepas cambiar de pañales al bebé no quiere decir que ya no necesites saber nada más, ni que no haya nuevos retos que afrontar como madre. Intenta relajarte y disfrutar de los buenos momentos; pide consejo cuando lo necesites y, sobre todo, no olvides repetirte hasta la saciedad: «todo pasa, todo pasa, todo pasa...».*

47

Agujas, pinchazos e interrogatorios

La revisión puerperal: en qué consiste y cómo evitar no reírse cuando el médico empiece a «hablar de sexo» y «métodos anticonceptivos».

Después del parto, cuando las aguas ya hayan vuelto un poco a su cauce, te citarán para la revisión puerperal.

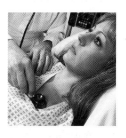

En algunos centros la revisión se lleva a cabo unas seis semanas después del parto, mientras que en otros prefieren hacerla a las ocho semanas. Esto significa que también podrás aprovechar la revisión para que le pongan las primeras vacunas al bebé.

El médico empezará a «interrogarte». Te preguntará si has tenido alguna descarga vaginal anormal o molestias en los pechos, si ya se ha iniciado tu ciclo menstrual con normalidad o si estás amamantando al niño (en ese caso, la regla probablemente no te habrá visitado todavía...).

El médico te auscultará para comprobar que el útero ha vuelto al tamaño y posición habituales en una mujer «no embarazada» y, siempre y cuando te hayan dado puntos de sutura para cerrar una episiotomía o un desgarro durante el parto, te pedirá una citología. Probablemente también te tome la tensión y te haga otra serie de reconocimientos rutinarios. Si le dices que últimamente te has notado más cansada de lo normal (y que no es solo porque te tengas que despertar en mitad de la noche para darle el pecho al niño), te pedirán un análisis de sangre para saber si tienes anemia.

Una buena idea...

Aprovecha la revisión puerperal para comentar todo aquello que te preocupa o para preguntar cualquier duda que tengas respecto a tu salud y la del bebé. Intenta apuntar todas las preguntas que te vayan surgiendo desde la visita de la matrona y la del médico visitante hasta la revisión con el neonatólogo. Y si se trata de alguna urgencia, no dudes en llamar a tu médico de cabecera o al visitante que te hayan asignado.

También querrá saber qué método anticonceptivo estás usando, así que intenta no tomártelo a «chufla». Lo de «un bebé llorón y una barriga fláccida» no es una buena excusa para evadir el tema...

Tampoco te sorprendas si te envían un cuestionario para que lo rellenes y lo lleves a la revisión. Es un procedimiento bastante común y efectivo para diagnosticar la depresión posparto.

Si te sientes deprimida, cansada y apática, coméntaselo al médico. Él te puede recomendar algún tratamiento como, por ejemplo, ponerte en manos de algún especialista en depresión posparto.

También le harán un chequeo al bebé (corazón, pulmones, abdomen y caderas). Lo pesarán y medirán su estatura así como el diámetro de su cabeza. Lo anotarán todo en su historial y representarán en una gráfica la evolución de su crecimiento para comprobar que todo es normal.

El médico palpará las partes blandas del cráneo del bebé («fontanelas») para comprobar que no están abultadas ni hundidas. Si se trata de un niño, examinará sus testículos para ver si están por debajo del escroto.

En la revisión puerperal también te harán preguntas sobre el bebé. El médico querrá saber, por ejemplo, si el niño sonríe, si te sigue con la mirada cuando te mueves, o si responde al estímulo de tu voz. Luego comprobará su reacción a los ruidos fuertes. Toda esta información le servirá de referencia para diagnosticar posibles problemas visuales y/o auditivos.

Con el fin de cerciorarse de que el sistema nervioso del bebé está desarrollándose con normalidad, lo someterá a algunas pruebas. Por ejemplo, una para comprobar el tono muscular y otra para controlar el crecimiento del cráneo (aquí, además de hacerte algunas preguntas, el médico colocará al bebé boca abajo para ver si intenta levantar la cabeza).

También comprobarán algunos de los reflejos típicos de los recién nacidos. Estos reflejos son respuestas no aprendidas que el bebé presenta inmediatamente después de nacer y comprobar su presencia es un acto de vital importancia para asegurarse de que el neonato goza de buena salud y de que podrá desarrollarse adecuadamente en el futuro. Uno de estos reflejos es el «reflejo de Moro», también conocido como «respuesta de sobresalto». El reflejo de Moro se puede comprobar colocando al bebé boca arriba sobre una superficie acolchada. Se levanta la cabeza del bebé suavemente; luego se suelta súbitamente, permitiéndole caer hacia atrás y sosteniéndola de nuevo con rapidez (no se permite que golpee en la superficie acolchada). El bebé puede presentar una mirada de «sobresalto» y echar los brazos a los lados con las palmas hacia arriba y los pulgares flexionados. A medida que el reflejo termina, el bebé retrae los brazos hacia el cuerpo con los codos flexionados y luego se relaja. Es probable que el niño empiece a llorar. Parece un método de tortura para bebés pero en realidad se trata de una prueba muy efectiva para determinar que el desarrollo del niño es normal. Cuando acabe, abrázalo y enseguida se calmará.

Otro reflejo a estudiar es el denominado «reflejo de prensión», que hará las delicias de papá sobre todo. Consiste en lo siguiente: con el niño en posición horizontal (tumbado), el médico le pasará el dedo índice por la palma de la mano para que el pequeño lo agarre flexionando sus dedos. Si el desarrollo del bebé es normal, el agarre será lo suficientemente fuerte como para que el médico pueda empujarlo hacia arriba y ponerlo sentado.

Después de todo este trajín, le pondrán al niño su primera vacuna, si todo ha ido bien. En cambio, si está resfriado o tiene fiebre, pospondrán la vacuna hasta que se haya recuperado.

¿Cuál es tu duda?

P Me practicaron una cesárea. Cuando vaya a la revisión puerperal, ¿me mirarán la herida?

R *Sí. Y además el médico te preguntará si la herida está cicatrizando correctamente. No obstante, comprobará que no está inflamada ni demasiado enrojecida.*

P Me siento muy sola aquí en casa (casi todos mis amigos están trabajando). ¿Cómo podría conocer a gente nueva?

R *Es lógico que te sientas así. No obstante, prueba a unirte a un grupo de apoyo de madres de recién nacidos. Puede que te sea de gran ayuda.*

48

Nubes negras

Winston Churchill se refirió a su depresión como «el perro negro». La depresión posparto a veces se convierte en el «perro negro» (o, empleando otro símil, en las «nubes negras») de muchas mujeres. Así que si oyes al perro ladrar en tu puerta o ves que unas nubes negras se ciernen sobre ti, pide ayuda.

Más de la tercera parte de los embarazos van seguidos de una depresión posparto. No tiene por qué iniciarse inmediatamente después. De hecho puede empezar a desarrollarse a partir del año siguiente.

Es muy importante buscar ayuda, ya sea la de tu pareja, la del médico o la de un especialista. Si estás deprimida, intenta abrir los ojos: no estás sola.

¿QUIÉN ESTÁ EN PELIGRO?

Como era de esperar, las mujeres más propensas a desarrollar una depresión posparto (DPP) son aquellas que no cuentan con el apoyo ni de la familia (especialmente de su pareja) ni de otras fuentes (amigos, médico, especialistas, etc.). Otras de las causas de la DPP son los problemas económicos, los problemas en la relación con los hijos mayores, el haber tenido varios hijos muy seguidos, los problemas conyugales (p. ej. separación o divorcio recientes) o los partos previos complicados.

Una buena idea...

Un consejo para papá: Se comprensivo y cariñoso con ella. Es posible que no se comporte como la mujer que en su día conociste y de la que te enamoraste perdida- mente, pero no puede evitarlo. Está enferma, se siente atrapada y desesperada. Para que salga de ese «pozo» y las nubes negras que se ciernen sobre la familia desaparezcan, tú también puedes contribuir aun con pequeñas acciones. Asegúrate de que coma de manera saludable y practique un poco de ejercicio. Llévala de paseo a sitios románticos. Y, sobre todo, busca ayuda. Solo no serás capaz de curarla. Ve al médico con ella y, si es necesario, pide a amigos o familiares un poco de colaboración (por ejemplo, cuidando de los niños cuando tengáis que ir al hospital).

Lógicamente, ante episodios previos de tristeza puerperal severa (también «melancolía posparto»), depresiones posparto o depresiones en la familia (aunque no tengan ninguna relación con tu caso), los riesgos son aún mayores. Si a eso le sumas alguna enfermedad que os afecte a ti o a tu hijo, es muy probable que empieces a desarrollar una depresión posparto.

SÍNTOMAS

Los síntomas más frecuentes de una DPP son los siguientes:

- Tristeza o profunda sensación de vacío: la situación actual te desborda, llorarás más de lo habitual, estarás irritable y demasiado susceptible.

- Ansiedad: los cuadros de ansiedad, aún sin motivo aparente, son bastante frecuentes e incluso pueden ir acompañados de crisis de pánico.

- Fuerte sensación de fracaso e ineptitud: te sientes «fracasada» (en tu relación de pareja o en la relación con tus hijos, en el trabajo, etc.) e impotente a la vez.

- Fatiga constante, apatía y trastornos del sueño: te cansarás con facilidad, no tendrás ganas de hacer nada y te entrará sueño a todas horas.

- Dificultad para concentrarse.

- Gran preocupación e inquietud por el bebé o falta de interés en él.

- Sentimiento de culpabilidad: piensas que eres una mala madre.

- Síntomas de «psicosis posparto» (es una forma grave de depresión posparto y suele ir acompañada de ideas suicidas, pensamientos de lesionar al bebé o temor a hacerle daño, sensación de incomprensión y soledad, delirios o alucinaciones).

La depresión posparto tiene cura pero solo si la enferma está dispuesta a tratarse. Si presentas alguno de los síntomas arriba descritos, no dudes en solicitar ayuda. De lo contrario, tanto tú como tu familia os veréis seriamente afectados.

También existen grupos de apoyo, que casi siempre son de gran ayuda. Pregunta a tu matrona o a tu médico. Si quieres información detallada sobre la depresión posparto en español, en la página www.psiquiatria.com encontrarás numerosos enlaces a webs de interés de instituciones y grupos de apoyo para enfermos de DPP en España.

CONSEJOS PARA SOBRELLEVAR LA ENFERMEDAD

- Habla con tu pareja. Seguramente él también se habrá dado cuenta de que algo no va bien y puede que la ansiedad le esté afectando. Solicitad la ayuda del médico o especialista «juntos».

- Habla con tu médico de cabecera. Es probable que tengas que seguir temporalmente un tratamiento con antidepresivos. Si estás dándole el pecho al bebé, díselo.

- Pide cita con un especialista. A veces se producen situaciones de estrés y conflicto en la vida que no podemos resolver si no es con la ayuda de profesionales.

- No te culpes ni te fustigues. Se benevolente contigo. Mira por ti. Duerme tanto como sea necesario; el cansancio y la falta de sueño solo empeorarán la situación. Y recuerda una vez más: tú no tienes la culpa de nada de lo que te está pasando.

¿Cuál es tu duda?

P Con mi primer hijo tuve una depresión posparto. Aunque contaba con el apoyo de mi familia y amigos y mi médico estaba al corriente del problema (y, por cierto, me apoyó en todo momento), me preocupa que la situación se repita con el bebé que estoy esperando y llegue a afectar negativamente a mi hijo pequeño. ¿Qué puedo hacer?

R *No tiene por qué repetirse ahora el episodio de DPP que tuviste después de tu primer embarazo, pero si así fuera, el niño notaría los cambios que se producirían en ti y se preocuparía. Intenta explicarle que estás triste ahora, pero que pronto te pondrás bien. Si el niño pasa poco tiempo contigo y eso le está afectando, anímalo a que hable de sus sentimientos. Dale mucho cariño. Intenta no culpar al bebé cuando le expliques lo que te pasa. De lo contrario, podrías fomentar un sentimiento de rechazo y aversión por el nuevo hermanito/a en el niño.*

P Hace tiempo sufrí un episodio de tristeza puerperal severa. Desde entonces he estado leyendo e informándome sobre el tema de la depresión posparto en general. ¿Qué es exactamente la «psicosis posparto»?

R *La psicosis posparto es la forma más grave de depresión que una mujer puede sufrir tras el nacimiento de un hijo. Es poco frecuente. Los síntomas de la psicosis posparto incluyen los de la DPP así como una sintomatología más grave propia de otros trastornos mentales como la psicosis. La enferma puede llegar a tener alucinaciones, fuerte ansiedad, trastornos de la conducta, confusión y hasta delirios. Hay casos en los que la madre desarrolla ideas suicidas y pensamientos de lesionar al bebé o a sus otros hijos. En definitiva, la psicosis posparto requiere tratamiento urgente.*

49

De nuevo en forma

No es fácil recuperar la forma física después de un parto, pero se puede conseguir. En este capítulo descubrirás por qué son tan beneficiosos los ejercicios de Kegel y aprenderás a practicar gimnasia con tu bebé.

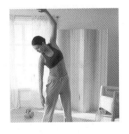

Ponerse en forma y recuperar la figura después del parto requiere mucho esfuerzo. Es lógico y natural: debes estar agotada tras el esfuerzo titánico que has realizado.

Aunque nunca hayas sido lo que se dice exactamente una amante del deporte, quizás ahora sea un buen momento para replantearte esa vieja actitud y empezar a fomentar nuevos hábitos y rutinas saludables. Además de recuperar la autoestima (objetivo que por sí solo merece la pena conseguir), el ejercicio te ayudará a sobrellevar con más energía y un talante más positivo la carga que supone la maternidad. Y, lo que es mejor, ganarás en calidad de vida a corto y a largo plazo.

En primer lugar, se realista y márcate metas que no sean inalcanzables. Cuando se empieza un programa de ejercicios hay que ser consciente de las limitaciones que uno tiene. De lo contrario, es muy probable que tu plan fracase y acabes atiborrándote de leche con densada a escondidas. Ni se te ocurra compararte con esas «supermamás» famosas que lucen tipazo incluso antes de abandonar la «superclínica» donde probablemente habrán dado a luz. Procura no obsesionarte demasiado con el pasado (por ejemplo, el tipo que tenías antes de quedarte embarazada o lo que eras capaz de hacer en el gimnasio) o lo único que conseguirás será desesperarte. Así que, antes de empezar ningún programa de ejercicios, habla con el médico; y, sobre todo, tómatelo con mucha calma: si tardaste nueve meses en tener al bebé, no pretenderás ahora ponerte en forma en dos días...

Una buena idea...

Los beneficios para el corazón (e incluso la cantidad de calorías que se queman) que suponen tres sesiones de ejercicios de 10 minutos cada una en diferentes momentos del día son exactamente los mismos que los de una sola sesión más prolongada. Además este método se adapta mucho mejor a cualquier agenda y ni siquiera los bebés más exigentes serán una carga a la hora de hacer tu gimnasia de recuperación. Intenta que se convierta en un hábito, procurando fijarte un horario (busca momentos del día para ello como después de darle el pecho al bebé, por ejemplo). Lo más importante para conseguir que el ejercicio sea una disciplina es que estés motivada. Así que cómprate un sujetador nuevo especial para hacer deporte y unos pantalones cómodos y ¡a trabajar!

Hacer gimnasia es la única manera de que tus músculos vuelvan a tonificarse. Ponerte a dieta quizás te ayude a perder peso pero no te servirá para recuperar la forma física ni para endurecer esa masa gelatinosa que tienes por barriga (y no eres la única, te lo aseguro...). Así que ya sabes. ¿A qué esperas para empezar?

También tienes la opción de practicar gimnasia con el bebé, prescindiendo así de la niñera. Es muy fácil utilizar a la canguro de excusa para no hacer ejercicio. Así que mete al niño en su sillita, en la mochila portabebés o en la bandolera (bien abrigado por si hace frío) y ¡a callejear! Empieza con algo suave. Caminar a paso ligero te hará sudar y jadear un poco, pero no te quedarás sin aliento. Puedes llamar a alguna amiga para que te acompañe. Así podrás charlar mientras mojas la camiseta. No obstante, si ves que te es imposible andar y hablar a la vez, baja el ritmo: quizás estés al límite.

Pon al niño en la mochila portabebés y baila con él. Elige una música movida para que el ejercicio sea más dinámico. Seguro que a tu pequeño le encantará ver a mamá dando vueltas sin parar con cara de cabra loca y le cogerá el gustillo muy rápido. El objetivo principal es no estarse quieto, así que procura que la cosa sea divertida para no aburrirte demasiado pronto y dejarlo a la primera de cambio.

Otra alternativa es comprar un vídeo o DVD de ejercicios y ponértelo en casa. Cuando empieces, asegúrate de que el niño esté en un lugar que no te estorbe (si no, tropezarás y se acabará la sesión). Lo bueno de esto es que puedes rebobinar cada vez que quieras si no te has enterado bien del ejercicio en cuestión (¡no como en el gimnasio!).

También puedes utilizar al bebé. Me explico: una vez te hayas recuperado del todo y hayas pasado la revisión puerperal, puedes empezar a hacer abdominales colocando al niño sobre tus muslos. Le encantará el «meneo» y para él no será más que un juego. Es muy importante que lo sujetes bien para evitar dañarlo. También puedes hacer flexiones sobre una alfombra, con las rodillas en el suelo y el bebé en medio de tus dos brazos. Además de conseguir unos brazos como los de Popeye, el bebé disfrutará con tu nueva versión mucho más elaborada del famoso «¡cucú!».

Muchas mujeres deciden apuntarse a clases de gimnasia postnatal o de recuperación posparto, a las que también pueden asistir los bebés. Estas clases te pueden resultar verdaderamente útiles por varias razones: conseguirás ponerte en forma y recuperar la línea muy pronto, objetivo importante pero no el más vital de todos ahora que eres madre; pasarás más tiempo con tu hijo y te ahorrarás la preocupación de «¿quién se queda hoy con él niño?», ya que las clases están pensadas para evitarte ese problema; y, por último, conocerás a madres que estén en tu misma situación y aprenderás de sus experiencias y os ayudaréis mutuamente para sobrellevar con más entusiasmo la difícil tarea de cuidar a un bebé.

La frase

«Hacer deporte es una necesidad que la sociedad moderna ha creado. Más bien parece una invención de los que comen mucho y no tienen nada en qué pensar».

GEORGE SANTAYANA, filósofo

¿Cuál es tu duda?

P ¿Cuándo es un buen momento para empezar a hacer ejercicio después del parto?

R *Depende del tipo de parto. Los ejercicios de Kegel para la recuperación del suelo pélvico los puedes empezar inmediatamente después del parto casi con toda seguridad. A medida que te vayas sintiendo más activa y con fuerzas para ponerte en forma, también podrás probar algo suave como caminar, practicar yoga o pilates. Pero si lo que quieres es comenzar con algo más fuerte, espera a después de la revisión puerperal. Si has tenido un parto por cesárea, tendrás que esperar entre 8 y 10 semanas para empezar a hacer gimnasia. Y ha de ser algo suave si quieres que la herida cicatrice bien. No obstante, si tienes dudas sobre el tipo de ejercicios que debes o no debes hacer después de una cesárea, es mejor pecar de prudente y consultárselo al médico.*

P La verdad es que me atrae más la idea de comprarme el equipo para hacer ejercicio en casa que la de apuntarme a unas clases. Me veo todavía muy fofa y me da un poco de vergüenza ir a un gimnasio. ¿Qué me aconsejáis que compre?

R   *En primer lugar, olvídate de la timidez y las vergüenzas. Te sorprenderías al ver la cantidad de fofos, fofas, tipazos y no tipazos que hay en los gimnasios. En la viña del señor hay de todo, querida. Pero si estás empeñada en comprarte el equipo para casa, te sugiero que pienses con la cabeza si no quieres acabar utilizando muchos de esos modernos aparatos como percha tras un fugaz arrebato de entusiasmo. Por ejemplo, una cinta para correr, un simulador de escaleras o un simulador de esquí de fondo son algunas de las opciones. Pero no olvides que los efectos de la hormona «relaxina» se pueden prolongar por más de cinco meses después del parto. Así que no realices sobreesfuerzos.*

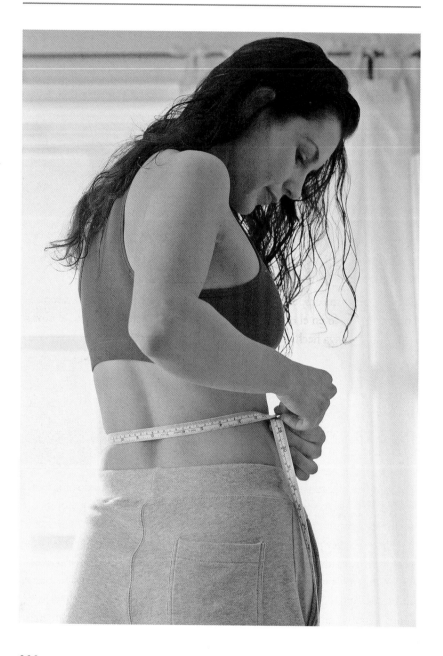

50

Hazlo otra vez...

¿Puede haber sexo después del parto? Entre el bebé, que a veces estará roncando acurrucado en el edredón de vuestra cama, la falta de sueño, el olor a leche y una barriga hecha un guiñapo, ¿qué será del erotismo?

Después de haber pasado nueve meses con una persona dentro de ti, ahora tienes que lidiar con ese torbellino de proporciones diminutas. Desde luego tener un bebé no es nada sencillo, como tampoco lo es recuperar tu vida sexual tras un parto...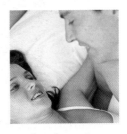

Pero volver a mantener relaciones sexuales os hará sentir a los dos más unidos (física y emocionalmente) y disfrutaréis de nuevo como un hombre y una mujer, no simplemente como papá y mamá.

Ahora es muy probable que el sexo sea lo último que se te pase por la cabeza: estás cansada, dolorida y la idea de volver a quedarte embarazada te aterroriza. Papá también se siente mal por todo lo que has tenido que pasar. Por eso es lógico que ni se plantee mantener relaciones sexuales contigo, al menos durante un tiempo. Tened paciencia. Las prisas no son buenas.

Además, la actividad sexual no se reanuda así como por arte de magia. Ocurrirá cuando ambos estéis preparados física y psicológicamente para ello. En líneas generales, hasta después de la revisión puerperal, es decir, unas 6 semanas tras el parto, no se recomienda practicar sexo en toda regla, o sea, con penetración (lo que se conoce por «coito»). Pero tampoco hay que tomarse lo de la fecha demasiado a la tremenda y verla como una bandera verde ondeando y pidiendo a gritos ser «atravesada»... De hecho, si el bebé no está descansando ni dejando descansar y los puntos aún no están del todo curados, el sexo no será tu principal objetivo hasta dentro de un tiempo. Si lo que quieres es saber cuándo estarás preparada físicamente para retomar tu vida sexual, pide consejo al médico que te atienda en la revisión. Aunque te diga que ya estás lista para volver a la carga, no te dejes chantajear emocionalmente por su opinión. No tienes por qué sentirte obligada a hacer algo de lo que no estás segura cien por cien. Si no te sientes sexy, no practiques sexo. Así de sencillo.

Una buena idea...

Para las primeras sesiones después de la larga temporada de abstinencia es aconsejable que la mujer elija una postura en la que pueda controlar el ritmo y la profundidad de la penetración (quizás ella encima de él o los dos de lado). Es importante que esté cómoda físicamente, ya que eso la ayudará a sentirse de nuevo en control de su propia sexualidad. El parto (y, en especial, el que ha requerido algún tipo de intervención médica) puede dañar el concepto que la mujer tiene de sí misma como ser sexual.

En vez de un coito en toda regla, puede que lo único que te apetezca sea «juguetear». Explícaselo a tu pareja y dile con qué te sientes cómoda y con qué no en este momento. Sin penetración también hay lugar para la diversión y el erotismo. Incluso es posible volver a sentirse adolescente otra vez. El flirteo y la seducción de los viejos tiempos será una buena manera de reiniciar vuestras relaciones íntimas. Esto le gustará a papá sobre todo, ya que puede haberse sentido un poco marginado debido al vínculo tan estrecho que une a la madre y al bebé especialmente durante la lactancia. Y para vosotras, chicas, el hecho de volver a ser seducidas por vuestro hombre os ayudará a recuperar la confianza en el poder de vuestro atractivo físico y os sentiréis de nuevo unas afroditas ardientes.

Por lo general, la libido entra de nuevo en escena a los 2-3 meses de dar a luz. Si el deseo sexual tardara más en reaparecer, sería bueno que lo hablaras con tu pareja.

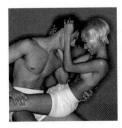

Los cambios hormonales producen sequedad vaginal especialmente en los primeros meses de posparto (incluso si estás amamantando al niño). Pero eso no tiene por qué ser un problema si lo que te apetece realmente es disfrutar del sexo. Hay preservativos lubricados que suelen venir muy bien en estos casos. Otra opción es utilizar un lubricante vaginal del tipo «Vaginesil», un gel hidratante indicado para aliviar la sequedad vaginal y facilitar las relaciones sexuales. Lo puedes comprar en cualquier farmacia sin receta. Si lo que queréis es un poco de diversión, probad los lubricantes con sabores. Pero tened cuidado, en especial, los chicos: es mejor evitar el sexo oral con vuestra pareja al menos durante los dos primeros meses tras el parto debido al riesgo de embolia. Lo cual no quiere decir que ella no pueda hacértelo a ti... si no se queda dormida, claro.

La frase

«Siento un intenso deseo de volver al útero. Pero al de cualquiera».

WOODY ALLEN

Es cierto. Por tu vagina ha salido una persona. Pero no te preocupes: es un músculo muy elástico y, aunque al principio te parezca que está dada de sí, volverá a adaptarse perfectamente al pene de tu pareja en unas pocas semanas. No olvides hacer tus ejercicios de Kegel a diario para que la musculatura del suelo pélvico recupere su elasticidad habitual. No es que vayas a ser capaz de partir nueces o disparar pelotas de ping pong algún día de estos, no. Pero seguro que muy pronto tu pareja no notará ninguna diferencia entre el sexo antes y después del parto.

¿Cuál es tu duda?

P ¿Está bien jugar con los pechos de la mujer durante la lactancia?

R *Por supuesto, siempre y cuando a ella le guste. Aunque también es probable que no le apetezca durante un tiempo, ya que durante la lactancia es normal que los pechos estén inflamados y doloridos. Obviamente, si los pezones están agrietados o tienen algún absceso, es mejor que los dejes «tranquilos».*

P Estoy dándole el pecho al niño y, según he oído por ahí, con la lactancia se retrasa la ovulación. En ese caso, ¿es necesario utilizar un método anticonceptivo?

R *La lactancia natural exclusiva sí puede retrasar la ovulación, pero es mejor no arriesgarse. Después del parto, la ovulación puede iniciarse en cualquier momento, aunque estés dando el pecho. Es muy fácil quedarse de nuevo embarazada (mucho antes de lo que esperabas). Así que, para no correr riesgos innecesarios, deberías elegir un método anticonceptivo fiable antes de reiniciar tu vida sexual. Háblalo con el médico cuando vayas a la revisión puerperal. Las píldoras anticonceptivas que contienen estrógeno no son aconsejables durante la lactancia, puesto que puede disminuir la producción de leche. Así que, si estás dando el pecho, el preservativo es la mejor opción (y la más segura).*

51

Los retos de la paternidad

Ahora que sois padres, ¿a qué cambios os tendréis que enfrentar? Desde luego este es el cambio más drástico e importante de vuestras vidas. Pero ¿qué será de vuestra vida social?

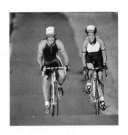

Catorce horas frenéticas, noches enteras de guardia, siete días a la semana: así podría resumirse el calendario laboral de unos padres. Pero ¡que no cunda el pánico! La recompensa merece la pena. La paternidad os aportará los mejores (y, en ocasiones, los peores) momentos de vuestras vidas. El secreto está en permanecer unidos y resistir...

Formar una familia significa tener menos tiempo para uno mismo. Las primeras semanas las dedicaréis a conocer al bebé: estaréis pendientes de su comportamiento y de cualquier rasgo de su personalidad. Como los niños no traen instrucciones, será una etapa un poco turbulenta. Pero, una vez más, la fórmula «ensayoerror» demostrará ser la más infalible de todas (sin olvidarnos de la paciencia, claro). Descartad esos manuales sobre los cuidados de un bebé tan chapados a la antigua y de estilo autoritario (además, si el bebé no sabe leer, ¿cómo esperáis que se aprenda las reglas?).

Una buena idea...

Quizás te preguntes qué es lo que demonios hace tu mujer metida todo el día en casa con la niña (y por qué la casa está echa un desastre...). Tú intenta quedarte todo un día cuidando a la niña y verás. Es increíble la de horas que hay que echar para atender a un bebé. Darle de comer, acunarlo, bañarlo, lavar su ropa... En fin. Te puedes hacer una idea, ¿no? Quizás así te des cuenta de que criticar a tu mujer no vale de nada; hay que intentar solidarizarse con ella ahora que ya sabes lo que se hace todo el día encerrado en casa con un niño pequeño.

No pienses que todo va a ser «de color de rosa», como lo pintan en muchas revistas sobre embarazo y maternidad (tan asquerosamente perfecto...). Para serte sincera, nuestra casa, en el mejor de los casos, parece una mezcla entre un episodio de Embrujadas y una macrofiesta universitaria (lo cual es de agradecer, ya que así, a la vez que crías al bebé, aprendes a lidiar con adolescentes).

No te pongas el listón demasiado alto y sé realista. Ser un buen padre (o una buena madre) no implica que tengas que saberlo todo, darlo todo y perdonarlo todo sin acabar frustrado o enfadado. Adáptate a las circunstancias. La paternidad es harto complicada así que si te la tomas como un aprendizaje constante, todo irá mucho mejor. Irás consiguiendo pequeños objetivos y cada meta nueva supondrá retos nuevos.

Si este es vuestro primer hijo, recordad que también empezaréis a conoceros a vosotros mismos como padres. Al principio resulta un poco extraño verse en un papel de tanta responsabilidad, tan diferente al que teníais antes de tener al bebé. También tendréis que asumir un nuevo rol ante vuestras respectivas familias (al igual que vuestros padres, si se trata del primer nieto). Para casi todo el mundo requiere un poco de esfuerzo mental y psicológico adaptarse a las nuevas identidades que conlleva el formar una familia por primera vez, así que habrá un poco de todo: peleas, sonrisas y lágrimas.

DE NUEVO EN EL CANDELERO

Una buena idea para recuperar la vida social es hacerse de un círculo de amigos que, como vosotros, se acaben de estrenar como padres, y aprovechar para ayudaros mutuamente con los niños; algo así como formar una pandilla de «padres-canguros». Un grupo de dos o tres parejas estaría bien. Lo más importante es que esas personas sean de total confianza. Si has tenido la oportunidad de estar en sus casas y ver cómo interactúan con su hijo, te servirá de referencia para saber si serán buenos o no para cuidar de tu bebé. Una vez hayas encontrado a las parejas candidatas para formar pandilla (como en los viejos tiempos, ¿eh?) proponles reuniros en el bar (si tienes una niñera que mientras se quede con el pequeñín, claro...). Intercambiad vuestros números de teléfono y repartid unas fichas simbólicas, entre 8 y 10 para cada uno. Cada ficha equivale a una hora haciendo de canguro (no te equivoques: no es que tengas que comprarte un disfraz del animal), o lo que es lo mismo, cuidar de un niño o de varios durante 60 minutos (mejor así, porque si las fichas equivaliesen a una noche entera, surgirían problemas de entendimiento entre vosotros; para unos salir por la noche es pasar un par de horas en el bar mientras que para otros es pasar toda la noche de marcha hasta el amanecer). Cuando queráis salir a dar una vuelta sin niños, llamad a alguien del grupo para que se quede con vuestro hijo. Si no puede, llamad al siguiente de la lista. Si este accede, decidle dónde vais a estar y por cuánto tiempo. Cuando regreséis tendréis que entregarle una de vuestras fichas. Eso aumentará su banco de horas de canguro y el vuestro, por el contrario, disminuirá. Así que si quisierais recuperar fichas, tendríais que hacer de canguro para alguien del grupo. Fácil, ¿no?

¿Cuál es tu duda?

P   Mi pareja pasa todo el día en casa con la niña. Hasta aquí, perfecto: eso significa que nuestra hija está bien cuidada. Pero cuando llego del trabajo y veo la casa, ¡parece que ha pasado un tornado! ¿Estoy siendo poco comprensiva quizás?

R *Desde luego. Dale un poco de cancha. Es cierto que todo estará patas arriba y que sería maravilloso encontrarse la casa inmaculada y oliendo a rosas. Pero por desgracia no vivimos en una revista de decoración de interiores. En la vida real no es así. Por lo tanto, mi consejo es que ayudes en lo que puedas, mimes a tu pareja y sigas en la brecha día tras día. Verás como las cosas irán mejor de aquí a poco.*

P Me siento un poco sola. He estado acostumbrada a trabajar y salir de noche casi siempre con amigos sin niños y ahora apenas nos vemos. Mi hijo se ha convertido en la única prioridad y creo que me estoy aislando por ese motivo. ¿Qué debería hacer?

R *Necesitas formar un grupo de amigos que también tengan niños y en los que te puedas apoyar. Es un poco extraño pero tus amigos de antes quizás se sienten un poco desplazados simplemente por el hecho de que tú tienes hijos y ellos no. ¿Acaso has visto que se emocionen mucho cuando les cuentas las monerías que hace tu niño? No obstante, puedes seguir viéndolos (quizás para comer el fin de semana mientras tu pareja cuida del bebé). Es muy agradable tener compañía exclusivamente adulta de vez en cuando. Otros padres recién estrenados como vosotros seguramente se convertirán en vuestros amigos del alma (y más vosotras si estáis dando el pecho). Serán vuestros mejores oyentes cuando habléis de las «caquitas» y de los «pipís», por poner un ejemplo («de qué color la hace el tuyo?»; «¿cuánta cantidad?»; «¿no se habrá puesto malito?»).*

52

La pesadilla
de cualquier padre

Pérdida del embarazo: aborto espontáneo y parto de feto muerto. Aprende a reconocer los síntomas y a minimizar riesgos.

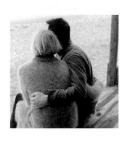

En mi tercer embarazo, después de 34 semanas de gestación, el bebé dejó de moverse. Cuando el médico me dijo que Isabel estaba muerta, me quedé petrificada y, a partir de ahí, todo fue una pesadilla.

Al cabo del tiempo descubrí que el parto de feto muerto (también parto de «mortinato») no era algo tan poco frecuente como yo creía. Hoy soy directora de una entidad benéfica que ayuda a madres, que como yo, dieron a luz a un niño muerto. La pregunta que todas nos hacemos es siempre la misma: ¿por qué a mí?

Si el feto muere dentro del útero antes de la semana 24 de gestación, se le llama aborto espontáneo (afecta aproximadamente al 15% de los embarazos). Si la muerte del feto se produce después de 24 semanas, se le llama «parto de feto muerto». En realidad, da igual el tipo de pérdida que sea. El hecho en sí es devastador para cualquier padre.

Son numerosas las causas de un aborto: infecciones, problemas hormonales, anomalías cromosómicas del bebé, etc. No obstante, la verdadera causa del 70% de las pérdidas de embarazo no está muy clara. Se sabe que algunos de los factores que influyen son la pre eclampsia, la incompatibilidad del factor rhesus o la placenta previa (la placenta se separa prematuramente del útero provocando una hemorragia). O quizás ha habido problemas en el desarrollo del feto que han hecho imposible que siguiera con vida.

Una buena idea...

A través del hospital o de tu médico podrás encontrar ayuda para sobrellevar el dolor por la pérdida del bebé. Escribir un diario o poemas sobre la experiencia también es una buena manera de exteriorizar la pena. Escríbele una carta al bebé. Es probable que no puedas evitar echarte a llorar, pero eso te permitirá desahogarte y decirle todo lo que hubieras querido y no pudiste. Quizás te atraiga la idea de plantar un árbol en memoria de tu hijo (el hecho de ver algo con vida y en crecimiento te servirá de consuelo).

La pérdida de un embarazo es una experiencia traumática, pero nunca debes culparte a ti misma. Es muy poco probable que la causa haya sido algo que hicieras o dejaras de hacer. Cuando te enteras de que tu bebé está muerto, te quedas paralizada, en estado de «shock». Muchas madres con las que he tenido la oportunidad de hablar me decían que al principio no lo aceptaban. Negar la realidad es una reacción natural tratándose de algo tan triste como es la pérdida del embarazo.

PARTO DE FETO MUERTO

Cuando el bebé muere dentro del útero, la madre ha de enfrentarse a algo mucho peor: el parto. Recuerdo haber sentido pánico al enterarme (de hecho llegué a plantearme la cesárea, aunque luego supe que solo se me practicaría si surgían complicaciones durante el parto). Dar a luz a un bebé muerto es una experiencia traumática y cruel, teniendo en cuenta que tienes que pasar por el mal trago del parto sin poder llevarte a tu criatura como recompensa. No obstante, a la larga (tuve a mi cuarto hijo al año siguiente) me alegré de que no me hiciera la incisión abdominal.

Cuando por fin sacan al bebé, incluso puedes llegar a alegrarte aunque sea solo por poder verlo y tocarlo (yo me alegré de hecho). No puede evitar abrazar a Isabel y acariciar su cabecita del mismo modo que si hubiera nacido con vida. Sabía que aquellos instantes se quedarían grabados en mi memoria para siempre. La vestimos con la ropa que habíamos comprado especialmente para la ocasión y hasta le hicimos fotos. Las matronas tomaron huellas de los pies y las manos de Isabel para nosotros. En esos momentos hay que hacer simplemente lo que a uno le salga del corazón.

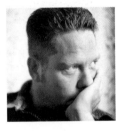

Pensamos mucho en nuestros otros hijos, que por entonces tenían 9 y 11 años, y en nuestros padres. Decidimos brindarles la oportunidad de conocer a Isabel. Quizás otros no lo hubieran hecho; me consta que a algunos hasta les pareció raro e incluso desagradable. Pero nosotros actuamos así porque pensamos que, en ese momento, era lo mejor que podíamos hacer. Haz siempre lo que creas más conveniente para la familia.

Nuestro párroco vino al hospital para bautizar a la niña. Si no sois muy de parroquia, preguntadle al capellán del hospital (siempre y cuando estéis seguros de que queréis el bautismo para el bebé). De nuevo, obrad como creáis oportuno.

El peor momento es la despedida. Cuando os encontréis en condiciones de iros del hospital y de decir el último adiós al bebé, emprended el regreso a casa. Pedidle a algún amigo que se quede con las cosas del niño hasta que decidáis qué hacer con ellas.

Vuestro párroco o el propio capellán del hospital os pueden ayudar con los preparativos del funeral. Para los bebés que nacen muertos los directores de funeral suelen ofrecer toda la ceremonia gratis (el ataúd y, dependiendo de vuestra elección, el enterramiento o la incineración). Es un regalo que yo hubiese preferido no tener que aceptar, pero me pareció un buen gesto.

¿LO VOLVEMOS A INTENTAR?

Volver a intentarlo o no es una decisión complicada que acarrea mucho estrés. Quizás estéis seguros de que queréis otro embarazo (pero no para sustituir al bebé que ha muerto sino para tener un hijo al que cuidar y demostrarle vuestro amor). Quizás hayáis decidido esperar o, simplemente, no volverlo a intentar. Pedid consejo a otros padres si os cuesta llegar a un acuerdo. Y, como siempre, haced lo que creáis más oportuno. Nunca podréis olvidar al bebé y os entristecerá ver cómo pasan los cumpleaños sin poder compartirlos con él. Pero aprenderéis a vivir con ese vacío y recuperaréis la alegría.

También es bueno ponerse en contacto con padres que hayan vivido la misma experiencia (ya sea un aborto espontáneo o el nacimiento de un bebé muerto). Si es en persona, mejor. No obstante, hay asociaciones que ofrecen información a través de Internet o por teléfono y a las que los padres que han sufrido la pérdida de un embarazo pueden recurrir, como www.stillnomore.org (en inglés) y www.abortar.org (en castellano).

¿Cuál es tu duda?

P Mi hermana dio a luz a un bebé muerto y se quedó horrorizada al descubrir que tenía leche en los pechos. ¿Se podría haber evitado algo así?

R *El susto se lo hubiera ahorrado si algún médico la hubiese advertido. Hay un producto que se utiliza para evitar el goteo de los pechos (en inglés, BLIS); consiste en un disco suave que se ajusta al pezón y ejerce una ligera presión sobre el mismo, evitando así el goteo durante la fase de retirada de la leche.*

P Hace un mes sufrí la pérdida de mi embarazo. No obstante a mi pareja y a mí nos gustaría volver a intentarlo. ¿Qué probabilidades tenemos de que no nos pase lo mismo otra vez?

R *Son muy pocas. Pero sería interesante que te pusieras en contacto con el obstetra o el especialista en genética para que te dieran a conocer los resultados de la monitorización genética o del examen postmortem llevados a cabo después del parto. De todos modos, respira tranquila: la mayoría de las mujeres dan a luz a niños completamente sanos después del parto de un mortinato. Yo, sin ir más lejos. Y Eleanora es hoy la luz que ilumina nuestras vidas.*

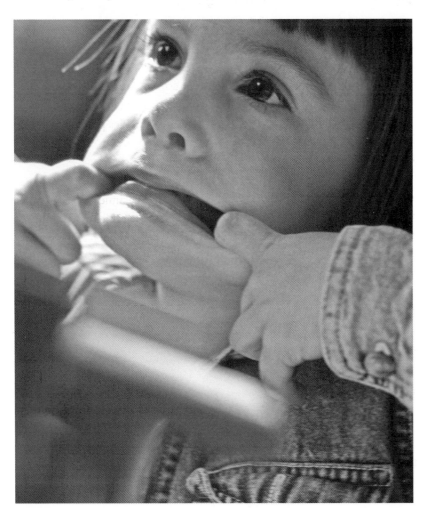

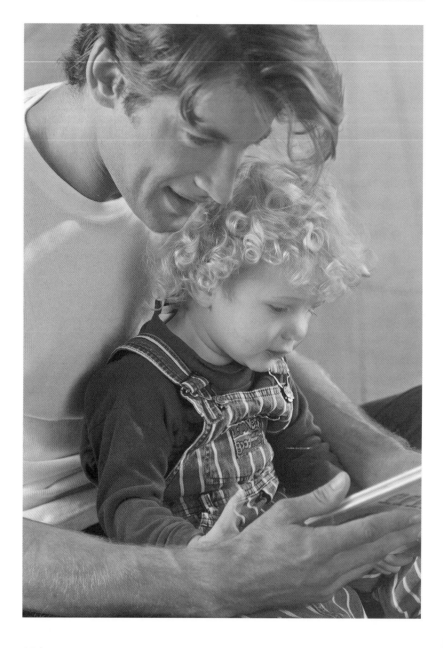

Recursos brillantes

HOMEÓPATAS

Homeopatía.net (el portal de la homeopatía): www.homeopatia.net
Sociedad Española de Medicina Homeopática:
www.semh.org/Contenido/miembros.asp?MenuId=162
Asociación Médica Española de Homeopatía y Bioterapias:
www.amehb.com

AROMATERAPEUTAS

Esencialia.com (el portal de las terapias naturales, buscador de terapeutas y
centros, etc.): www.esencialia.com

HERBALISTAS

Esencialia: www.esencialia.com
Fitoterapia.net (enlaces, servicios): www.fitoterapia.net
AEMN (Asociación Española de Médicos Naturistas):
www.medicina-naturista.net

OSTEÓPATAS

Osteopatía-Masaje (Madrid): www.osteopatia-masaje.com
Fisioterapia, osteopatía y rehabilitación (Madrid):
    www.fisioterapia-osteopatia.com
Consejo General de Colegios de Fisioterapeutas:
    www.consejo-fisioterapia.org

REFLEXÓLOGOS

Esencialia: www.esencialia.com
LifeStyle Healing Center (terapias naturales, reflexología, etc.):
    health.lifestyle-world.net

ACUPUNTURISTAS

Esencialia: www.esencialia.com
Buscador sobre Medicina Tradicional China: www.demedicinachina.com

CONSEJOS SOBRE SALUD Y SEGURIDAD

Ministerio de Sanidad y Consumo: www.msc.es
Ministerio de Trabajo y Asuntos Sociales: www.mtas.es
Agencia Europea para la Seguridad y la Salud en el Trabajo: es.osha.eu.int
    Información sobre embarazo y malformaciones congénitas:
    www.netdoctor.es/html/000203.html
SIERE (Sistema de Información sobre Enfermedades Raras en Español):
    iier.isciii.es/er
Centro Español de Documentación sobre Discapacidad: www.cedd.net

GRUPOS DE APOYO

Instituto de la Mujer: www.mtas.es/mujer/index.html Sociedad Española
de Ginecología y Obstetricia: www.sego.es Nacersano.org (apoyo a la
pérdida del embarazo): www.nacersano.org
Elbebe.com (información de interés sobre embarazo y maternidad):
www.elbebe.com

LEYES RELACIONADAS CON LA MATERNIDAD

Organización Mundial de la Salud (en español):
www.who.int/es/index.html
Clínicas Aborto (ley del aborto en España): www.clinicasaborto.com

El final

¿O a lo mejor es el principio?

Esperamos que las ideas de este libro te hayan servido de inspiración y de ayuda para afrontar la maternidad. Ahora deberías estar en el camino de convertir una carrera profesional correcta en una de éxito brillante. Te sientes fenomenal, estás motivado y no te importa lo que piensen los demás.

Así que, ¿qué te parece si nos lo cuentas? Dinos cómo te ha ido. ¿Qué te sirvió, qué te ayudó a vencer el demonio que te impedía cambiar? Quizá tengas algunas recomendaciones de tu propia cosecha que deseas compartir. Y si te ha gustado este libro puede ser que encuentres que tenemos más ideas inteligentes que pueden transformar otras áreas de tu vida a mejor.

Encontrarás al equipo de Ideas brillantes esperándote en www.52ideasbrillantes.com. O si lo prefieres, envía un correo electrónico a 52ideasbrillantes@nowtilus.com.

Buena suerte. Y sé brillante.